BEITRÄGE

ZUR PRAKTISCHEN

AUGENHEILKUNDE.

VON

DR. J. HIRSCHBERG,

PRIVATDOCENT A. D. UNIVERSITÄT ZU BERLIN.

DRITTES HEFT.

MIT 8 IN DEN TEXT GEDRUCKTEN HOLZSCHNITTEN.

LEIPZIG,

VERLAG VON VEIT & COMP.

1878.

Das folgende Heft enthält den 8. Jahresbericht meiner Augenklinik (für 1877) nebst einer Statistik der in 7 Jahren (1871 bis 1877) beobachteten 22,523 Augenkrankheiten. Hinzugefügt sind 3 Abhandlungen über Hemianopsie, über die bei Anhaemie beobachteten Veränderungen des Augengrundes und über die GAUSS'sche Dioptrik kugeliger Flächen.

J. Hirschberg.

INHALT.

I. Ueber Hemianopsie.

Von **J. Hirschberg.**

(Nach einem in der Berl. med. Gesellsch. am 19/12. 1877 gehaltenen Vortrag.)

Die älteste Annahme über den Faserverlauf im menschlichen Chiasma war die einer totalen Kreuzung, so dass vom rechten Auge alle Sehnervenfasern zur linken Hirnhälfte und vom linken Auge alle Sehnervenfasern zur rechten Hirnhälfte durch das Chiasma hinübertreten.

Galen erwähnt diese Ansicht, ohne sich derselben anzuschliessen. Vielmehr leugnet er jede Kreuzung und behauptet, dass im menschlichen Chiasma die beiden Sehnerven sich ohne Faseraustausch einfach an einander lagern. Nach dem Wiedererwachen der Wissenschaften verfocht Vesal, der Begründer der menschlichen Anatomie, dieselbe Ansicht, ebenso Santorini, Zinn und viele Anatomen. Vielleicht der erste, welcher für den Menschen und die ihm näher stehenden, wie er mit binocularem Schakt begabten Säugethiere, z. B. für den Hund, eine Semidecussation der Sehnervenfasern im Chiasma angenommen und dadurch das binoculare Einfachsehen zu erklären versucht hat, war Sir Isaac Newton.*) Die anatomischen Verhältnisse

---

*) Opticc. (Latine reddidit Clarke). Edit II. Londini MCCXIX. p. 347. . . . .
Fibris nimirum, quae sunt in dexteriori parte utriusque nervi, coeuntibus illo in loco et progredientibus deinceps conjunctim ad cerebrum per nervum qui est a dexteriori parte capitis; fibrisque, quae sunt in sinisteriori parte utriusque nervi, coeuntibus itidem eodem in loco et progredientibus deinceps conjunctim ad cerebrum per nervum qui est a sinisteriori parte capitis . . . . Etenim nervi optici eorum animalium, quorum ambo oculi eodem spectant (ut hominum, canum . . . .) coeunt in unum antequam cerebrum ingrediantur; at nervi optici illorum animalium, quorum ambo oculi non spectant eodem (ut piscium et chaemaeleontis) vel non coeunt omnino vel non ita in unum coeunt, ut eorum capillamenta in vicem intermisceantur.

kennt er allerdings nur vom Hörensagen.*) Viel später, nämlich in dem Werke von JOSEPH und CARL WENZEL über die feinere Structur des Gehirns, welches 1812 zu Tübingen lateinisch herausgekommen ist, wird der strenge anatomische Versuch gemacht, die Semidecussation durch genaue Präparation nachzuweisen und abzubilden; und erst JOHANNES MUELLER war es vorbehalten, durch seine bahnbrechenden Untersuchungen zur vergleichenden Physiologie des Gesichtsinns (1826) die Semidecussation der Sehnervenfasern im Chiasma des Menschen zu einer allgemeiner bekannten Thatsache zu erheben. In jeder Sehnervenwurzel liegen die Fasern, welche sich kreuzen, medianwärts, und die ungekreuzten lateralwärts. Sehr bequem für die klinische Diagnostik war die hiermit übereinstimmende Aufstellung von HANNOVER**) (1852), dass in jedem Sehnerv ein laterales oder directes Bündel enthalten sei, welches zum gleichnamigen Tractus opticus zieht, und ein mediales oder gekreuztes, welches zum Tractus der entgegengesetzten Seite gelangt.

Auf dieser anatomischen Grundlage erwuchs und erstarkte die physiologisch-klinische Lehre von dem Halbsehen, dem Fehlen einer Hälfte im Gesichtsfeld jedes Auges, das mit dem Namen der Hemiopie oder besser Hemianopsie bezeichnet wird. Ich habe den Namen Hemianopsie vorgeschlagen, weil wir nur so in Uebereinstimmung mit den Grundsätzen nosologischer Namengebung verbleiben und namentlich auch alle Zweideutigkeiten***) vermeiden; und diesem Vorschlag sind mehrere Autoren, so auch LEBER†), beigetreten.

Schon im Anfange des vorigen Jahrhunderts (1723) wurde in der Wittenberger Dissertation von VATER und HEINICKE die Hemianopsie auf Grund der Semidecussation erklärt. Aufsehen erregte die Mittheilung des Arztes und Physikers WOLLASTON (1824), dass er vor 20 Jahren plötzlich von linksseitiger Hemianopsie, die etwa 1/4 Stunde anhielt, befallen worden und nun von einem ebenso flüchtigen Anfall rechtsseitiger Hemianopsie, zu deren Erklärung er auf Newton's Anschauung von der Semidecussation zurückgriff. Es ist bekannt,

---

*) Siquidem vera audivi. (l. c.)

**) Von HANNOVER's hinterer und vorderer Commissur des Chiasma will ich hier absehen.

***) Defect der temporalen Hälfte des Gesichtsfeldes jedes Auges wird von einigen Autoren temporale Hemiopie, von anderen grammatisch richtiger nasale Hemiopie genannt: temporale Hemianopsie ist wegen des a privativum selbstverständlich.

†) Leber, Kr. d. Sehnerv u. d. Netzhaut (GRAEFE-SAEMISCH V. 2.).

dass WOLLASTON 4 Jahre nach seiner Publication starb, und dass man bei der Section in seinem rechten*) Thalamus einen hühnereigrossen Tumor fand, der ebenso räthselhaft erschien in Beziehung auf jene beiden, durch 20 Jahre getrennten Anfälle von Hemianopsia fugax wie in Beziehung auf die genialen Leistungen des grossen Physikers.

Die Pathologen verhielten sich aber sehr skeptisch gegen die Lehre von der auf die Semidecussation begründeten Hemianopsie; und die Ansicht von SERRES (1827, anatomie comparée du cerveau), dass Laesionen einer Hirnhälfte, wenn sie die Sehkraft afficiren, totale Erblindung des Auges der gegenüberliegenden Seite bewirken, — eine Ansicht, welche mehrere Neuropathologen heutzutage wieder mit Energie verfechten, — fand die Billigung des ausgezeichneten Klinikers MACKENZIE. (Traité des maladies de l'oeil. II, 721. Franz. Ausgabe der IV. Auflage.)

Erst unserem ALBRECHT VON GRAEFE gelang es, durch seine geistreiche Arbeit vom Jahre 1856 (Arch. f. Ophth., u. 1865, Zehender's Monatsbl.), welche überhaupt erst die genaue Untersuchung des Gesichtsfeldes dem Schatze der medizinischen Diagnostik einverleibte, einen Umschwung herbeizuführen**) und die Aerzte so fest von der Richtigkeit der Semidecussation zu überzeugen, dass einzelne widersprechende Stimmen, wie die von BISIADECKI (1861) fast ungehört verhallten. A. v. GAEFE hebt hervor, wie besonders lehrreich für die Sehnervenphysiologie die hemiopischen Gesichtsfeldbeschränkungen bei Cerebralleiden erscheinen. Relativ am häufigsten sind die gleichseitigen Hemianopsien, so dass für jedes Auge bei guter centraler Sehschärfe dieselbe, sei es die rechte, sei es die linke, Hälfte des Gesichtsfeldes fehlt. Die verticale, durch den Fixirpunkt gehende Trennungslinie der Anaesthesie kann so scharf sein, wie nach Durchschneidung eines Nerv. trigemin. beim Thier. In der anaesthetischen Hälfte des Gesichtsfeldes kann die Lichtempfindung völlig erloschen sein. Fehlt die linke Hälfte des Gesichtsfeldes für jedes Auge, so findet man relativ häufig noch linksseitige Hemiplegie. Die letztere weist auf ein Leiden der rechten Hirnhälfte hin. Lähmung des rechten Tractus opticus erklärt die linksseitige Hemianopsie, wenn der Fasciculus lateralis dieses (des rechten) Tractus die Schläfenseite der

---

*) Bei Leber l. c. p. 943 steht irrthümlich „im linken Thalamus".

**) Der Fortschritt wird Jedem einleuchten, welcher in den Lehrbüchern von RUETE (1845), DESMARRES (1852), Arlt (1856) u. A. sich über die Hemiopie zu unterrichten sucht. Die Anschauungen von Mackenzie (1856) sind oben mitgetheilt.

Netzhaut des rechten Augapfels und sein Fasciculus cruciatus die Nasenseite der Netzhaut des linken Augapfels versorgt. Denn wegen der Kreuzung der Richtungsstrahlen im Knotenpunkt des Auges muss die Lähmung der lateralen Netzhauthälfte des rechten Auges einen Defect der linken Hälfte seines Gesichtsfeldes bedingen, und die Lähmung der medialen Netzhauthälfte des linken Auges einen Defect gleichfalls der linken Hälfte des Gesichtsfeldes dieses Auges verursachen. A. v. Graefe verlangte sorgfältige Sectionen einschlägiger Fälle und hat auch später seine Schüler vielfach zu genauerer Untersuchung des Faserverlaufs im normalen Chiasma angeregt. Derselbe hebt ferner hervor, dass bei der seltneren Form der gekreuzten temporalen Hemianopsie, wo für das rechte Auge die rechte Hälfte, für das linke Auge die linke Hälfte des Gesichtsfeldes fehlt, wo also in jedem Auge die nasale Hälfte der Netzhaut anaesthetisch ist, die Trennungslinie niemals so scharf, wie bei der gleichseitigen Hemiopie ist, der Zustand niemals so wie bei der erstgenannten Form durch längere Zeit stationär bleibe, sondern fast stets progressiv sei, zur Amblyopie und Amaurose vorschreite, wie dies bei der praesumptiven Affection beider gekreuzten Tractus, also bei einem Sitz der Herderkrankung im vorderen oder hinteren Chiasmawinkel natürlich ist. Lähmung der lateralen Netzhauthälfte beider Augen, also nasale Hemianopsie, für welche die Semidecussation keine einheitliche Erklärung giebt, kam nur einmal, in einem nicht recht klaren Fall, zur Beobachtung.

Obwohl die anatomischen Grundlagen nicht genügend waren und obwohl vor Allem Sectionen solcher pathologischen Fälle, welche während des Lebens genau geprüft worden, gänzlich fehlten; so schien doch das klinische Gebäude der Hemianopsie so wohl begründet und harmonisch gefügt, dass der Angriff, welcher 1873 durch die anatomischen Untersuchungen von Mandelstamm und von Michel (Arch. f. Ophth. XIX., 2) dagegen erfolgte, ganz überraschend kam und einige Autoren dem ersten Anprall nachgaben, während Andere (und zwar die meisten) energisch Widerstand leisteten und mit neuen anatomischen, experimentellen und klinischen Untersuchungen das Feld zu behaupten strebten. Die Discussion ist noch nicht abgeschlossen.

Die Beweise für oder wider die totale Kreuzung der Sehnervenfasern im menschlichen Chiasma stützen sich auf die vergleichende Anatomie und Physiologie, auf das physiologische Experiment bei den dem Menschen mehr oder minder nahe stehenden Thieren, auf die normale Anatomie und Histologie des Menschen, auf die pathologische Anatomie des Menschen und auf die klinische Erfahrung am Menschen.

Das von der vergleichenden Anatomie hergeleitete Argument finden wir in dem Satz MICHELS (l. c., p. 76): „Es würde sonderbar erscheinen, wenn bei den Säugethieren eine vollständige Kreuzung statt findet und dies gerade beim Menschen nicht der Fall sein sollte.“ Es ist zuzugestehen, dass bei etlichen Säugethieren eine vollständige Kreuzung stattfindet, z. B. bei den Kaninchen, denen ein binoculares Sehen nicht zukommt, da ihre Hornhautachsen nicht nach vorn, wie beim Menschen, sondern nach den Seiten gerichtet sind.*)

Ein Säugethier mit streng monocularem Sehakt, mit vollständig getrennten Gesichtsfeldern beider Augen, empfängt die Bilder der nach rechts von seiner Medianebene gelegenen Objecte durch Vermittelung des rechten Auges und des total decussirenden Sehnerven zunächst in seiner linken Grosshirnhälfte; und in der rechten Grosshirnhälfte die Bilder der nach links von der Medianebene gelegenen Objecte. Dies ist in voller Uebereinstimmung mit dem für das Wirbelthier gültigen Grundgesetz der Nervenkreuzung. Soll dieses Grundgesetz auch beim Menschen und den anderen Säugethieren mit zweifellos binocularem Sehakt gewahrt bleiben, so muss in jedem Tractus zu dem gekreuzten Bündel ein directes hinzukommen, welches das binoculare Einfachsehen in dem grösseren centralen Theil des Gesammtgesichtsfeldes vermittelt.

Dann schaut auch der Mensch mittelst seiner rechten Hemisphäre nach links, wie er mit derselben nach links hin fühlt und schmeckt; und mittelst der linken Hemisphäre nach rechts. Dies scheint mir, wie ich 1875 auf der Heidelberger Ophthalmologenversammlung in der Discussion ausführte, die wahre Homologie zu sein, nicht aber die aprioristische Forderung, dass auch die Thiere mit binocularem Sehakt totale Faserkreuzung im Chiasma zeigen sollen, weil die Thiere mit monocularem Sehakt eine solche darbieten. FÖRSTER hat (GRAEFE-SAEMISCH, Handbuch der Augenheilk. VII., 1, 115 a. 1876)

*) Ihre Hornhautachsen schneiden sich rückwärts verlängert unter einem Winkel von 170°, d. h. sie fallen nahezu in dieselbe, von Rechts nach Links gerichtete Gerade zusammen. Beim Menschen beträgt bekanntlich für die Primärlage eines normalen Augenpaares dieser Winkel nur 10°. GROSSMANN und MAYERHAUSEN (Arch. f. Ophth. XXIII., 3, 238) schreiben dem Kaninchen Binocularsehen für ein kleines centrales Feld von 20° (d. h. für $^1/_6$ des gemeinschaftlichen Gesichtsfeldes des Menschen) zu, doch scheint dies nach ihren Figuren und Zahlen noch nicht sicher bewiesen zu sein.

dieselbe Ueberzeugung ausgesprochen: „Denkt man sich die Fortsetzung der Medianebene des Körpers durch den binoculären Fixationspunkt gelegt, so wird bei semidecussatorischer Anordnung Alles, was nach rechts vom Fixationspunkt liegt, vermittelst des linken Tractus opticus gesehen und vermittelst des rechten Tractus Alles, was nach links vom Fixationspunkt liegt.“ Auch Schön (Lehre v. Gesichtsfeld, 1874) hat, obwohl er nicht unbedingt ein Anhänger der Semidecussation ist, einen ähnlichen Ausspruch gethan; übrigens finden sich Andeutungen der Art schon bei Wollaston (1824) und bei Newton (1709). Gudden (Arch. f. O. XXII., 3., 200) hebt hervor, dass Analogieschlüsse nur mit grösster Behutsamkeit zu ziehen seien; aber, wenn nachgewiesen worden, dass bei Fischen, Vögeln, Amphibien und niederen Säugethieren, bei denen die Gesichtsfelder getrennt sind, die Sehnerven sich total kreuzen; dass ferner beim Hunde, wo die Gesichtsfelder zum Theil zusammenfallen, die Kreuzung eine nicht totale ist, so höre es auf, verständlich zu sein, warum man den Menschen, was sein Chiasma betrifft, an die Seite der Tauben, Eidechsen und Hechte stellen solle. (Vgl. auch Schweigger, Arch. f. O. XXII., 1, 276.)

Was die directe anatomische Untersuchung des menschlichen Chiasma anlangt, so stehen Behauptungen gegen Behauptungen; doch wollen wir die Stimmen wägen und nicht zählen. Mandelstamm, welcher Horizontalschnitte für trügerisch hält, hat durch Zerzupfung sich von der totalen Kreuzung überzeugt. Michel kommt gerade durch Horizontalschnitte zu dem Resultate, dass sich im Chiasma die sämmtlichen Opticusfasern kreuzen und liefert eine schöne Abbildung des Korb- oder Mattengeflechtes der Fasern. Scheel (Zehender's Monatsbl. 1875), der unter Merkel's Leitung arbeitete und namentlich auch Schrägschnitte benutzte, welche gegen die Medianebene des Chiasma unter einem Winkel von etwa 45° geneigt sind, findet ausser den vollständig sich kreuzenden Fasern der Tractus optici noch Nervenfasern, die vom tuber cinereum und der lamina terminalis auf die untere und obere Fläche des Chiasma übergehend sich zum Theil zum Sehnerven der ihnen zunächst gelegenen Seite wenden.

Henle dagegen (1873) ist der Beschreibung von Joh. Müller und Hannover beigetreten mit dem bemerkenswerthen Zusatz, dass auch beim Menschen das gekreuzte Bündel stärker sei als das directe; und v. Gudden hat schon 1872 auf der Versammlung der schweizer Irrenärzte durch Präparate die folgenden Sätze bewiesen: Bei allen Thieren, bei denen die Gesichtsfelder der beiden Augen vollständig von einander getrennt sind, kreuzen sich die Sehnerven vollständig.

Bei allen Thieren (und so auch beim Menschen), bei denen die Gesichtsfelder beider Augen theilweise zusammenfallen, kreuzen sich die Sehnerven nur theilweise. Er giebt die Richtigkeit von MICHEL's Zeichnung zu, ohne dieselbe für entscheidend zu halten. Die gekreuzten Bündel liegen vorzugsweise in der unteren, die nicht gekreuzten vorzugsweise in der oberen Hälfte des Chiasma. Die Untersuchung ist enorm schwierig. Sollten einzelne Axencylinder in ihrem ganzen Umlauf durch das Chiasma verfolgt werden, so müsste man ebenso wie MEYNERT sich zweifelhaft über die Frage der Semidecussation aussprechen.

Gerade mit Rücksicht auf diese Schwierigkeit gewinnen die pathologisch-anatomischen Refunde von Fällen der typischen Hemianopsie einen besonderen Werth. Merkwürdiger Weise stammen dieselben erst aus der neuesten Zeit; zwei von mir und von HUGHLINGS JACKSON aus dem Jahre 1875, zwei aus dem Jahre 1877.

1. HUGHLINGS JACKSON constatirte bei einem Manne linksseitige typische und stationäre Hemianopsie, bei guter centraler Sehschärfe und normalem Aussehen der Papillae opt., ferner linksseitige Hemiplegie und linksseitige Hemianaesthesie und fand später bei der Section lediglich Erweichung im rechten Thalamus opticus. (Ophth. Hosp. Rep. VIII., 326.)

2. Ich selber fand bei einem älteren Mann aus der Clientel des Herrn Dr. M. LOEVINSON rechtsseitige absolute und totale Hemianopsie*) von zunächst stationärem Charakter bei guter centraler Sehschärfe und normalem Spiegelbefund. Später trat Aphasie und Hemiplegia dextra hinzu; der Patient fand Aufnahme in die Maison de santé des Herrn Geh. Rath Dr. LEVINSTEIN und starb unter den Erscheinungen des Lungenoedems. Bei der Section fand ich einen apfelgrossen Tumor im linken Stirnlappen und den linken Tractus opticus vor dem Chiasma merklich dünner als den rechten. (VIRCHOW's Arch. LXV.)

3. POOLEY fand bei einem Manne rechtsseitige Hemianopsie, später rechtsseitige Hemiparhesis und rechtsseitige Hemianaesthesie sowie partielle Aphasie, schliesslich kurz vor dem Tode Stauungspapille und Herabsetzung der S auf $^2/_5$. Die Section zeigte einen Tumor im linken Hinterlappen, Erweichung im linken Mittellappen und im linken Thalamus. (KNAPP's Archiv VI., 1, p. 27.)

---

*) Absolut nenne ich eine Hemianopsie, wenn in dem defecten Theil des Gesichtsfeldes jede Lichtwahrnehmung fehlt; total, wenn von der durch den Fixirpunkt gehenden Verticallinie ab die Hälfte des Gesichtsfeldes fehlt.

4. Bei einem Patienten des Herrn Geh. Rath Dr. Levinstein mit Aphasie, rechtsseitiger Hemiparhesis und Affection des rechten Facialis fand ich rechtsseitige Hemianopsie bei normalem Spiegelbefund und guter centraler Sehschärfe. Herr Dr. Jastrowitz fand bei der Section einen Tumor im linken Hinterlappen mit umgebender Erweichung bis an den Thalamus opticus heran. (Centralblatt f. Augenheilk. Dez. 1877.)

Ein widersprechender Sectionsfall ist bisher noch nicht mitgetheilt worden. Der Fall von Förster (l. c.), dem man nach des Autors eigenen Worten, wenn man es sehr streng nehmen wollte, den Namen der Hemianopsie verweigern könnte, beweist jedenfalls, dass rechtsseitige, der Hemiopie ähnliche Gesichtsfelddefecte für beide Augen hervorgebracht werden können durch Embolie der linken Arteria foss. Sylv. und Erweichungsherde in einer, der linken, Hemisphäre bei Unversehrtheit des Chiasma und der Tractus optici.

Aber noch in anderer Weise ist die pathologische Anatomie für unsere Frage verwerthet worden. Man hat in Fällen, wo einseitige peripher bedingte Erblindung, namentlich Schrumpfung eines Auges lange Zeit bestanden, den rechten Sehnerven mit dem linken und den rechten Tractus mit dem linken verglichen. Diese Versuche sind so alt, wie die menschliche Anatomie. Schon Vesal, der bekanntlich ein Gegner der totalen Sehnervenkreuzung war, jedoch in etwas anderem Sinne, fand bei der Section eines Jünglings, dem der Henker ein Jahr zuvor ein Auge ausgerissen, Atrophie des Sehnerven der verstümmelten Seite und Atrophie des Tractus derselben Seite. Santorini u. A. machten ähnliche Beobachtungen. Der unvergleichliche Morgagni, welcher der Sehnervenkreuzung eine wahrhaft klassische Besprechung widmet,*) konnte in 4 Fällen die einseitige Atrophie des Opticus mit Sicherheit nur bis zum Chiasma verfolgen; er giebt zu, dass Andere glücklicher gewesen, und meint, dass in seinen Fällen vielleicht die einseitige Erblindung nicht lange genug bestanden. In unserem Jahrhundert vertritt Cruveilhier positiv die Semidecussation, da er in Fällen einseitiger Schrumpfung des Augapfels die Atrophie des Sehnerven bald auf den einen, bald auf den anderen Tractus sich fortsetzen sah.

Auch dieser Gegenstand hat neuerdings eine gründliche Nachprüfung erfahren, welche zu Gunsten der theilweisen Kreuzung spricht.

---

*) De sedibus et causis morborum (Ebroduni 1779) Epist. XIII. 7. (p. 221 fgd.)

Mein Freund WOINOW aus Moskau hat 1875*) dem Heidelberger Ophthalmologencongress ein Hirnpräparat vorgelegt von einer 50jährigen Frau, deren linkes Auge 40 Jahre zuvor durch Pocken erblindet und geschrumpft war. Der linke Sehnerv und der linke Tractus ist sehr stark atrophisch, der rechte Tractus ein wenig atrophisch. WOINOW entscheidet sich für die Semidecussation. Auf dem diesjährigen Ophthalmologencongress zu Heidelberg (August 1877, vgl. Centralbl. für Augenheilk. Sept.) zeigte Prof. SCHMIDT-RIMPLER die Präparate von zwei analogen Fällen. Neben Atrophie eines Opticus fand sich Atrophie beider Tractus und zwar beide Male eine stärkere am Tractus der entgegengesetzten Seite. Prof. SCHMIDT-RIMPLER entscheidet sich für die partielle Decussation. Aber das gekreuzte Bündel ist das stärkere, wie schon HENLE hervorgehoben; dies erklärt auch die bessere Function der inneren Netzhauthälfte. Der Name Semidecussation kann nicht als streng richtig angesehen werden. In seiner neuesten Arbeit (Arch. f. O. XXIII., 2, 243 a. 1877) erwähnt Prof. MICHEL des Präparates eines menschlichen Chiasma, „bei welchem in auffallender Weise der rechte Opticus und der linke Tractus eine Verdünnung und graue Verfärbung aufzuweisen hatte. Das rechte Auge war seit mindestens 20 Jahren erblindet, wie dies nachträglich eruirt werden konnte.“ Ob die Erblindung eine periphere war und ob das linke Auge normal functionirte, wird nicht angegeben.

Derartige Fälle, wo die pathologische Anatomie die Rolle einer experimentirenden Wissenschaft übernimmt, sind aber recht selten. Naturgemäss erwuchs das Bestreben, dies Verhältniss durch den Thierversuch nach Willkühr herbeizuführen. Diese Thierversuche sind älter, als man anzunehmen pflegt.

Schon MORGAGNI hat am Hunde experimentirt. Er konnte aber nach einseitiger Blendung des Hundes die Atrophie des Sehnerven nur bis zum Chiasma verfolgen und fügt hinzu, dass wahrscheinlich die Beobachtungsdauer zu kurz gewesen. Die bündigsten Versuche der Art hat neuerdings v. GUDDEN (Arch. f. Ophth. XX, 2) angestellt und durch sorgfältige Messungen und Abbildungen erläutert. Nimmt man von einem Wurf neugeborener Kaninchen einem oder mehreren Thieren einen Augapfel heraus und tödtet die Thiere, wenn sie erwachsen sind, so findet man den Sehnerven der operirten und den Tractus

*) Wenige Wochen vor seinem leider zu früh erfolgten Tode.

Die Beschreibung von SPRIMMON aus Moskau (NAGEL's Jahresbericht 1875) scheint sich auf denselben Fall zu beziehen.

der entgegengesezten Seite völlig atrophisch. Bei den Kaninchen sind die Augenachsen seitlich gerichtet, binoculares Sehen unmöglich, die Faserkreuzung eine vollständige. Nimmt man von einem Wurf neugeborener Hunde einem oder mehreren Thieren einen Augapfel heraus und tödtet die Thiere, wenn sie erwachsen; so findet man den Sehnerven der operirten Seite atrophisch und beide Tractus verdünnt, und zwar den der nicht operirten Seite in stärkerem Maasse. Beim Hunde sehen die Augenachsen nach vorn, der Hund hat, ähnlich wie der Mensch, binocularen Sehakt, beim Hund findet theilweise Kreuzung der Sehnervenfasern statt.

M. Reich hat v. Gudden's Resultate experimentell bestätigt.

Ferner hat v. Gudden (Arch. f. O. XXII, 3, 199) durch zwei Experimente nachgewiesen, dass, wenn man einem Hunde das Centralorgan des Nerv. opt. in der einen Hirnhälfte zerstört und das Thier tödtet, wenn es ausgewachsen ist, man den Tractus der operirten Seite ausserordentlich stark atrophisch findet, während der Unterschied in den beiden Sehnerven ausserordentlich viel geringer ist.

a) die Breite des Tractus der operirten Seite ist 0,75 Mm., des Tr. der anderen Seite 1,4. Die Breite des Sehnerven der operirten Seite 2,1 Mm., des Sehnerven der anderen Seite 1,9.

b) Die Breite des Tractus der operirten Seite ist 1,4 Mm., des Tr. der anderen Seite 2,4. Die Breite des Sehnerven der operirten Seite ist 2 Mm., des Sehnerven der anderen Seite 1,8.

Man findet in den Sehnerven überhaupt einen Unterschied nur deshalb, weil das gekreuzte Bündel jedes Tractus stärker ist als das ungekreuzte*).

Auch diesen Untersuchungen gegenüber hat Prof. Michel (A. f. O. XXIII., 2, 217 fgd. 1877) seinen Standpunkt festgehalten. Er hat das Experiment einer einseitigen Zerstörung des Augapfels beim Hunde wiederholt und gibt folgendes als Resultat seiner Messungen an:

1. „Das Verhältniss des der enucleirten Seite entgegengesetzten Tractus zum Opticus der enucleirten Seite ist grösser als dasjenige

---

*) „(Nervöse) Leiter atrophiren immer, es mag das eine oder andere der beiden Centren, welche sie verbinden, zerstört werden. Dagegen atrophirt von den beiden Centralorganen (sc. von den beiden Endorganen, welche der Leiter verbindet,) wenn eines zerstört wird, nur dann das andere, wenn es nicht das erregende, sondern das erregte ist. Es atrophiren die N. opt., mögen die Netzhäute oder die Centren des Gesichtssinns zerstört werden; es atrophiren die Centren, wenn die Retinae; es atrophiren aber nicht die Retinae (excl. der Optikusfaserschicht,) wenn die Centren entfernt werden.“ v. Gudden. Arch. f. Ophth. XX, 2, 258.

des der gesunden Seite entgegengesetzten Tractus zum Opticus dieser Seite.

2. Dem entsprechend findet sich das Verhältniss von Tractus zu Tractus grösser als dasjenige von Opticus zu Opticus d. h. der Tractus ist im Verhältniss stärker (?) atrophisch.

Schliesslich komme ich zu den klinischen Erfahrungen. Jeder genau untersuchte Fall von typischer gleichseitiger Hemianopsie macht einen so überraschenden Eindruck, dass man gezwungen ist, nach einer anatomischen Einrichtung zur Erklärung der mathematisch scharfen Trennungslinie des symmetrischen Gesichtsdefectes beider Augen zu suchen. Die Arbeiten von MANDELSTAMM und MICHEL riefen eine grosse Zahl von klinischen Entgegnungen hervor. Ich erwähne MAUTHNER, JACKSON, SCHWEIGGER, HEIBERG, SCHÖN, ABADIE, KNAPP, sowie meine eigenen Beiträge. Ausserdem sind in den letzten 2 Jahren zwei monographische Bearbeitungen des Gegenstandes von FÖRSTER und LEBER in dem grossen Handbuch der Augenheilkunde von GRAEFE und SAEMISCH erschienen. Beide sprechen sich für Semidecussation aus. Alle Hauptsätze v. GRAEFE's fanden zahlreiche Bestätigungen.

Bezüglich des Praevalirens der gleichseitigen Hemianopsie über die gekreuzte fand Förster in 30 Fällen von Hemianopsie 23 Mal die gleichseitige und 7 Mal die temporale. Bezüglich des gleichzeitigen Vorkommens von homonymer Hemianopsie und Hemiplegie derselben Seite hat JACKSON 13 Fälle gesammelt, ohne eine Ausnahme zu finden, so dass er sich für die Semidecussation entscheidet; und SCHWEIGGER 14 Fälle gesammelt, ohne eine Ausnahme zu finden. JACKSON fand auch neben den gleichseitigen Gesichtsfelddefecten und der Hemiplegie noch Hemianaesthesie derselben Seite, was von BERTHOLD, BERNHARDT u. A. bestätigt wurde; und mehrfach neben rechtsseitiger Hemianopsie auch Aphasie, was von mir, von SCHWEIGGER u. A. bestätigt wurde. Dagegen hat die nasale Hemianopsie, wie der Referent in NAGEL's Jahresbericht (f. 1875) richtig hervorhebt, kein Glück gehabt, es ist kein einziger Fall von sicherer nasaler Hemianopsie bekannt: wenn man, wie billig, von den Fällen absieht, wo von vornherein Neuritis optica oder Atroph. n. opt. nachweisbar war. Die ausführlichste klinische Arbeit über den Gegenstand ist die von Prof. SCHWEIGGER, welcher auf Grund seiner Krankenbeobachtungen zu dem Ergebniss kam, dass man die Halbdurchkreuzung im Chiasma erfinden müsste, wenn sie nicht bereits nachgewiesen wäre. Namentlich auch darin müssen wir ihm beistimmen, dass man nicht beliebige Gesichtsfelddefecte beider Augen, wenn sie einander ähnlich sind, mit dem Namen der Hemiopie belegen dürfe. Hemiopie oder Hemianopsie bedeutet, wie v. GRAEFE zuerst scharf definirt hat, symmetrische Gesichtsfelddefecte beider Augen aus intracranieller Ursache. Alle Fälle, wo die Leitungsunterbrechung der Sehnervenfasern auch intraocular stattfinden kann, also alle Fälle, wo der Augenspiegel von vornherein Neuritis optica oder Atrophie der Sehnerven nachweist, sind von der Discussion auszuschliessen.

Ich kann unmöglich durch Zusammenstelluug aller neuerdings mitgetheilten Fälle Ihre Geduld auf die Probe stellen. Ich will nur an einigen Gesichtsfeldzeichnungen aus meinem eigenen Beobachtungsmaterial die .Hauptpunkte hervorheben, welche hier in Betracht kommen.

Ich zeige Ihnen hier (s. Fig. 1 u. 2) die Gesichtsfelder eines Mannes, der sich mir im Juni d. J. vorstellte wegen Hemianopsia dextra, welche im Herbst 1875 plötzlich unter den Erscheinungen eines abortiven Schlaganfalls entstanden und seitdem völlig stationär geblieben. Der Fall wird einigen der Herren Fachgenossen bekannt sein, da Patient sich in verschiedenen Kliniken vorgestellt hat*). Der Defect (in der Figur schraffirt) umfasst genau die rechte Hälfte jedes Gesichtsfeldes bis zu der durch den Fixirpunkt gehenden Vertikallinie, ist also total und gleichzeitig absolut d. h. es fehlt innerhalb des Defectes jede Spur von Lichtempfindung. Aber diesseits d. h. nach links von der Trennungslinie beginnt sofort die normale Perception, indem jedes Auge feinste Schrift (Sn 1 $^1/_2$ in 10″ und XX auf 20′) liest und indem die Grenzen der Farbenfelder, d. h. derjenigen centralen Bezirke der Gesichtsfelder, innerhalb deren die Farben erkannt werden, nach links hin normal sind, nach rechts hin mit der Grenzlinie der Hemianopsie unmittelbar zusammenfallen. (Was in der Figur nicht ganz exact wiedergegeben ist.) Der Augenspiegelbefund ist normal. (Höchstens macht sich rechts eine geringe Andeutung von Partialatrophie des Sehnerven neuerdings bemerkbar.)

Ich zeige Ihnen hier die fast identischen Gesichtsfelder zweier Fälle von Hemianopsia dextra aus ganz verschiedener Ursache. Der eine Fall ist der erwähnte, wo ich einen Tumor im linken Stirnlappen gefunden, der andere betrifft einen jungen Mann von 25 Jahren, der im Jahre 1873 das Unglück hatte, sich ein Geschwür am Penis zuzuziehen, wonach Rachengeschwüre und andere secundäre Symptome folgten. Neujahr 1875 bemerkte er Taubheit und Schmerzen in den Füssen, April 1875 plötzlich rechtsseitige Hemianopsie, welche sta-

*) Vgl. SCHWEIGGER. Arch f Ophth XXII. 3. 285 Fall. II

Fig. 1.

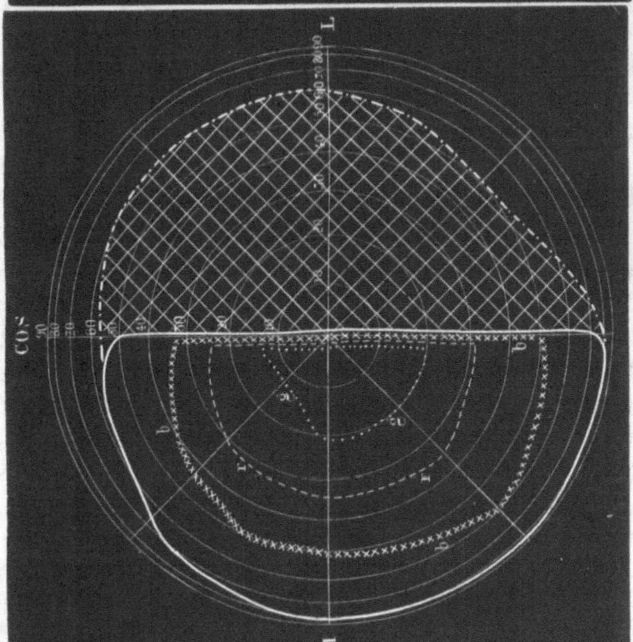

Fig. 2.

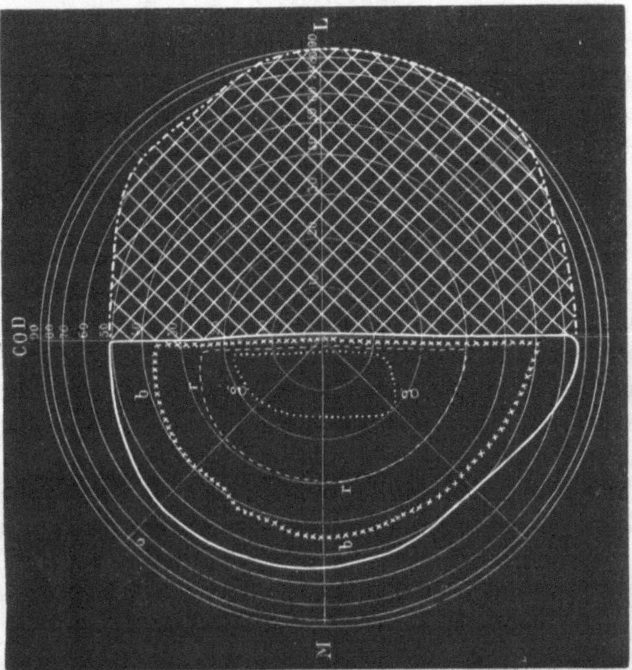

xxxxxxx Grenze für Blau. - - - - - - - - Grenze für Roth. .... Grenze für Grün.

C O D Gesichtsfeld des rechten Auges; C O S Gesichtsfeld des linken Auges.

tionär geblieben. Antisyph. Cur. Januar 1878 Stat. id. Gutes Allgemeinbefinden.

Ich zeige Ihnen hier (Fig. 3 u. 4) die Gesichtsfelder eines Falles von rechtsseitiger Hemianopsie, die zwar absolut ist, insofern innerhalb des Defectes jeder Lichtschein fehlt, aber nicht total, insofern von der durch den Fixirpunkt gehenden Vertikalen ab nicht die Hälfte d. h. $^4/_8$ jedes Gesichtsfeldes, sondern genau $^3/_8$ fehlen. Von jedem rechten unteren Quadranten ist die untere Hälfte erhalten. Die Trennungslinie ist für beide Augen nicht blos ähnlich, sondern mathematisch congruent*), wie ich mit meinem Assistenten Herrn Dr. Pufahl, der mich in diesen zeitraubenden Untersuchungen auf das beste unterstützt hat, durch mehr als zehn Mal wiederholte Messungen an dem intelligenten, seit Monaten in Beobachtung stehenden Patienten habe feststellen können.

Dass eine mathematische Congruenz der Trennungslinie für beide Augen in einem derartigen Fall überhaupt vorkommt, wäre absolut unerklärlich, wenn wir nicht in dem einen Tractus resp. seiner Ausstrahlung das Organ annehmen dürften, in dem eine keilförmig eingreifende Unterbrechung derartige Befunde setzt.

Der Fall betrifft einen jungen Mann von 33 Jahren, welcher im Juli d. J. von Herrn Stabsarzt Dr. Karpinski in meine Klinik gesendet wurde. Patient, der von Jugend auf kurzsichtig gewesen und 1865 von Albrecht von Graefe am Schielen operirt worden, zog sich 1867 eine specifische Infection zu, welche ein Exanthem an den Füssen zur Folge hatte. Nachdem er ein ganzes Jahr hindurch von Kopfschmerzen geplagt gewesen, erlitt er Februar 1877 einen Schlaganfall. Als er eines Morgens erwachte, bemerkte er Sprachstörung, Herabhängen des rechten Oberlids, Schwäche des rechten Armes und Beines. Von Anfangs März bis Mitte Mai wurde er im städtischen Krankenhause nach seiner Angabe mittelst Schmierkur, Jodkali und Blutentziehung erfolgreich behandelt. Seit Kurzem, nachdem die Ptosis geringer geworden, ist ihm der Defect der rechten Hälfte jedes Auges mehr zum Bewusstsein gekommen, während er dies vorher auf

*) Das Förster'sche Perimeter ist hierzu nach Leber „weniger geeignet". Es ist sogar überhaupt nicht dazu geeignet: man müsste denn, ehe man die Gradzahlen, welche den Rest der defecten Hälfte messen, auf die ebene Zeichnung überträgt, jede einzelne entsprechend dem Cosinus des Neigungswinkels zwischen der Perimeterbogenlage und der horizontalen Richtung reduciren. Nur Scherk's Perimeter oder die graduirte d. h. in Winkelgrade getheilte Tafel liefert verlässliche Resultate.

Fig. 3.

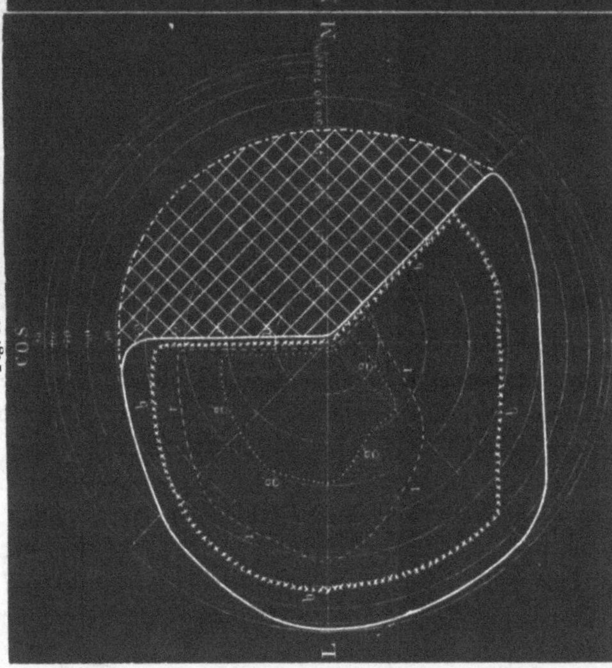

Fig. 4.

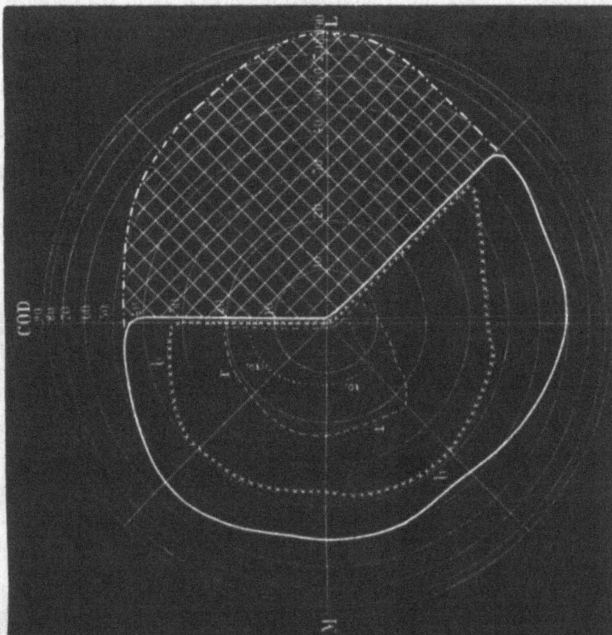

xxxxxxx b Grenze für Blau. -------r Grenze für Roth. ....g Grenze für Grün.

das Herabhängen des rechten Oberlides geschoben. Kopfschmerz und Schwächegefühl der rechten Hand bestehen fort. Die Sprache ist ein wenig lallend, die Ptosis sehr unbedeutend, Lähmung an den Extremitäten nicht mehr nachweisbar.

Beiderseits besteht Myopie, rechts expressive. Beiderseits wird feinste Schrift gelesen, beiderseits fehlen nach rechts hin $^3/_8$ des Gesichtsfeldes, nämlich der obere rechte Quadrant und vom unteren rechten Quadrant die obere Hälfte. In dem Defect fehlt jede Lichtwahrnehmung.

Fig 5

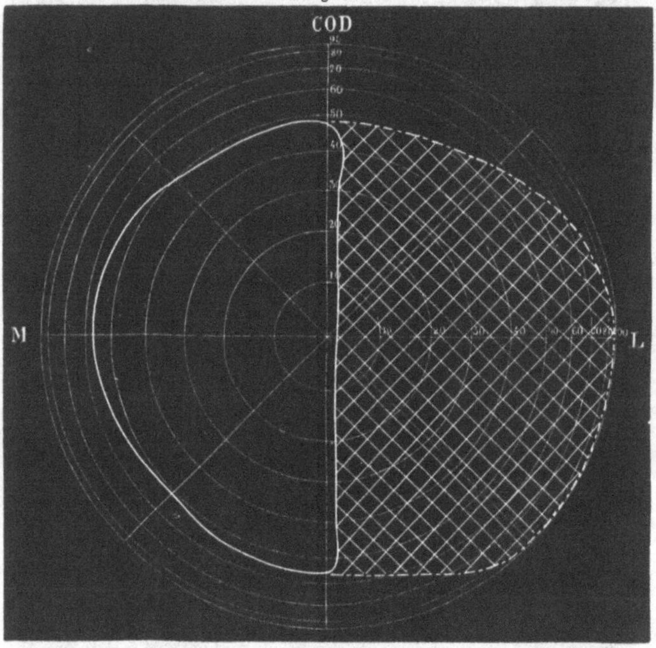

In dem restirenden Gesichtsfeld ist die Sehfunction, auch die Farbenperception völlig normal. Die Trennungslinie ist absolut scharf, für beide Augen congruent und bei wiederholter Beobachtung auch nach Monaten durchaus stationär. Die Papilla optica ist links normal, rechts ein wenig blass; übrigens besteht rechts ein grosses Staphyloma posticum.

Nach wiederholter Schmierkur schwanden die Kopfschmerzen, die Hemianopsie blieb unverändert. Ich will schliesslich noch bemerken, dass nach LANDOUZY's interessanter Arbeit über die Blepharoptosis cerebralis der motorische Kern des Lidhebers im hinteren Theil des lobus parietalis zu suchen ist.

Ich zeige Ihnen schliesslich (Fig. 5) noch das Gesichtsfeld eines

Falles von gekreuzter temporaler Hemianopsie, dessen Beobachtung ich Herrn Collegen CRONER verdanke.

Georg S., 24 Jahr alt, bemerkte im Mai 1876, dass ihm auf dem rechten Auge die rechte, auf dem linken die linke Gesichtsfeldhälfte fehlt. Die Sehstörung nahm langsam, aber stetig zu. Am 10. April 1877 ist das linke Auge völlig amaurotisch, das rechte besitzt eine centrale Sehschärfe von etwa $^1/_{30}$ (Sn XII: 5″, Finger in zwei Meter) und einem Defect der rechten Hälfte des Gesichtsfeldes. Die Form der Gesichtsfeldzeichnung ist wohl ähnlich einer rechtsseitigen Hemianopsie. Aber 1) ist auch in der restirenden Hälfte des Gesichtsfeldes die Sehkraft so erheblich herabgesetzt; 2) ist das linke Auge völlig amaurotisch; 3) zeigt der Augenspiegel — ausser Myopie, rechts von 7, links von 8 D. — beiderseits sehr ausgeprägte Atrophie der Sehnerven. Die Diagnose wurde gestellt auf eine Herderkrankung, die im vorderen oder hinteren Chiasmawinkel begonnen, die linke Hälfte des Chiasma (linken Tractus und linken Nerv. opt.) zerstört hat und auf die rechte Hälfte übergreift.

Einen Fall von nasaler Hemianopsie kann ich Ihnen natürlich nicht vorführen, da ich keinen beobachtet.

M. H. Die Lehre von der Semidecussation erfordert, dass die gleichseitige Hemianopsie relativ am häufigsten vorkomme, dass sie scharf begrenzt und als Hemianopsie stationär sein kann d. h. nicht in die intakten Hälften der Gesichtsfelder vorschreite, nicht Amaurose bedinge; dass die gekreuzte temporale Hemianopsie relativ seltener, nicht so scharf begrenzt und i. A. progressiv sei; dass nasale Hemianopsie überhaupt nicht vorkomme. Alle diese Postulate werden durch die Erfahrung erfüllt. Die Annahme einer totalen Kreuzung im menschlichen Chiasma würde dagegen erfordern, dass wie bei Thieren, z. B. nach FLOURENS und nach JASTROWITZ bei Tauben,*) einseitige Hirnlaesion Amaurose des Auges der entgegengesetzten Seite bedinge, was für den Menschen trotz der Behauptung mancher Nervenärzte noch immer der allgemeinen Erfahrung der Ophthalmologen widerspricht. Bei den so häufigen Apoplexien in die ungefähre Gegend eines Thalamus opticus trifft man fast niemals eine Sehstörung des Auges der entgegengesetzten Seite allein; sondern, wenn überhaupt Symptome von Seiten der Sehfähigkeit vorhanden sind, so handelt

*) Nicht direkt hierher gehören die neuen Versuche des Herrn Prof. H. MUNK, dass Laesion der Hirnrinde an der hinteren oberen Spitze des Hinterhauptslappens beim Hunde gekreuzte „Seelenblindheit" erzeugt. (Berl. klin. W., N. 35, 1877.)

es sich fast ausnahmslos um gleichseitige Hemianopsie beider Augen.*)

Somit ist die Lehre von der Hemianopsie, wie sie trotz der noch nicht abgeschlossenen Discussion über die anatomischen Grundlagen A. v. GRAEFE zwar nicht erfunden, aber doch fester begründet, ein ziemlich abgerundetes Capitel in unserem diagnostischen und prognostischen Wissen, das einige Forscher wohl mit Unrecht zu rasch über Bord zu werfen versucht haben. Gleichseitige Hemianopsie deutet auf ein Leiden des der Seite der Gesichtsfelddefecte entgegengesetzten Tractus oder seiner Hirnfaserausstrahlung. Die Prognose ist gut in Beziehung auf das Fortschreiten der Hemianopsie über die Trennungslinie in die intakten Gesichtsfeldhälften; schlecht in Beziehung auf Rückbildung einer absoluten Hemianopsie. Natürlich muss man von der Prognose der Hemianopsie die des Grundleidens unterscheiden, das oft genug ein ernstes und unheilbares ist. Die gekreuzte temporale Hemianopsie kann wohl in seltenen Fällen (A. v. GRAEFE, ZEHENDER's Monatsbl. 1865, FÖRSTER l. c.), wo sie durch einfache oder gummöse Basilarmeningitis bedingt ist, namentlich unter dem Einfluss der Behandlung, Jahrelang stationär bleiben oder selbst vollständig heilen; meist aber ist diese Form als Hemianopsie progressiv und Amaurose der Ausgang, was bei dem Sitz der Grundkrankheit am vorderen oder hinteren Chiasmawinkel, also an dem Knotenpunkt, wo alle Sehnervenfasern am dichtesten zusammengedrängt verlaufen, eigentlich selbstverständlich erscheinen muss.

II. Ueber die Veränderung des Augengrundes bei allgemeiner Anhaemie.

Von **J. Hirschberg.****)

M. H. EDUARD VON JÄGER hat sowohl in seiner Monographie über den Augenspiegel***) aus dem Jahre 1876 wie auch in einer besonderen Abhandlung aus diesem Jahre†) darauf hingewiesen, dass

---

*) TUERK, CHARCOT, BERNHARD, LANDOLT haben Ausnahmefälle mitgetheilt, die aber noch zweifelhaft sind, wie FOERSTER richtig hervorhebt. CHAROT und LANDOLT nehmen in der Gegend der corp. quadrigem. ein zweites Chiasma an, in welchem die bis dahin ungekreuzten Fascic. lateral. sich kreuzen sollen. (Vgl. E. LANDOLT, Diag. des malad. d. yeux. Paris 1877, p. 199.)

**) Nach einem Vortrag vor der Heidelberger Ophthalmologengesellschaft. August 1877.

***) Ergebnisse der Untersuchungen mit dem Augenspiegel von Ed. VON JÄGER Wien 1876 p. 88 fgd.

†) Wiener med. Presse 1877 No. 19.

die Anhaemie im Centralgefässsystem der Netzhaut als Theilerscheinung einer allgemeinen Anhaemie weit seltener zu beobachten sei, als man meistens anzunehmen geneigt wäre. Wenigstens konnte er in einer grossen Anzahl von Fällen, in welchen allgemeine Anhaemie diagnosticirt wurde, keine Abnahme im Durchmesser der Netzhautgefässe nachweisen. Dagegen fand er eine deutlich ausgesprochene Anhaemie im Centralgefässsystem 1. bei Oligaemie in Folge eines massenhaften Blutverlustes, 2. in vielen Fällen von Inanitionsanaemie, besonders nach erschöpfenden Krankheiten.

Es ist richtig, dass man allgemeine Anhaemie nicht so leicht aus dem Augenspiegelbefunde erkennen kann: dies zeigten mir ausser klinischen Erfahrungen besonders Experimente an Hunden, die mein Freund Dr. Litten und ich selber in Gemeinschaft anstellten und die noch nicht abgeschlossen sind. Nach starken und wiederholten Blutentziehungen, in Folge deren die operirten Thiere schliesslich zu Grunde gingen, vermochten wir keine charakteristische Veränderung des Augengrundes wahrzunehmen. Nichtsdestoweniger kommen der hochgradigen allgemeinen Anaemie des Menschen durchaus typische Veränderungen des Sehnerven (und der Netzhaut) zu, auch abgesehen von den neuerdings so vielfach beschriebenen Blutungen und weissen Flecken der Netzhaut. Aber derartige Krankheitsfälle kommen nicht in Augenkliniken; sie liegen auf inneren Abtheilungen.

Herrn Geh. Obermedizinalrath Prof. Frerichs sowie den Herren Oberärzten Dr. Litten und Dr. Salomon habe ich es zu danken, dass ich auf der Charitéabtheilung der medizinischen Klinik, — auf welcher der Augenspiegel zur Diagnose innerer Krankheiten ebenso regelmässig gehandhabt wird wie das Sthetoscop, — die fraglichen Veränderungen von ihrem ersten Beginn an bis zur höchsten Entwickelung zu verfolgen Gelegenheit hatte. Ich habe die meisten anhaemischen Fälle, welche während des letzten Sommersemesters auf die Abtheilung gelangten, untersuchen können, die wichtigen zu wiederholten Malen und namentlich unmittelbar nach der Aufnahme; sehr bald nach dem ursächlichen Blutverlust, während bisher meistens aus späteren Perioden die Augenspiegelbefunde vorliegen.

Es lassen sich ziemlich ungezwungen dreierlei Veränderungen unterscheiden.

1. Die Papilla optica beider Augen wird bleich bei normaler Breite der Netzhautgefässe. Später wird sie hellweiss fast wie bei extraocularer Atrophie des Sehnerven; doch fehlt der bläuliche Farbenton und die abnorm scharfe Begrenzung des Discus. Die Sehkraft ist dabei

ziemlich unverändert, soweit nicht durch die Complication mit weissen Flecken und Haemorrhagien in dem centralen Theil der Netzhaut Störungen bedingt werden. In heilbaren Fällen kehrt mit Besserung des Grundleidens das normale Verhalten des Sehnerven wieder. Die Veränderung findet sich sowohl bei unheilbarer (perniciöser) Anhaemie als auch bei heilbarer, z. B. nach Blutbrechen.

2. Bei chronischer Anhaemie, sei es der idiopathischen perniciösen, sei es der secundären z. B. durch Uteruskrebs mit Metrorhagien oder durch andere erschöpfende Krankheiten bedingten, wird die Papilla optica weisslich trübe und auf derselben der centrale Reflexstreifen der Blutgefässe, zunächst der venösen, undeutlich sowohl im aufrechten wie auch im umgekehrten Bilde. Die Blutgefässe sind verengt und namentlich die Arterien nicht sehr weit gegen die Peripherie über den hellgelbrothen Augengrund hin zu verfolgen. Im aufrechten Bilde erkennt man eine zarte radiäre Trübung des Sehnerveneintritts, hauptsächlich der Randzone, und eine leichte Verschleierung des papillären Theiles der Netzhautblutgefässe. Es besteht beiderseits — ohne erhebliche Sehstörung — das Bild einer feinen Neuritis optica, welche nach längerem Bestand durch einzelne stärker ausgeprägte weissliche Streifen leichter, auch im umgekehrten Bilde, erkennbar wird. Blutungen sowie einzelne grauweissliche oder weissliche Flecken in der Netzhaut können sowohl bei der ersten wie auch bei der zweiten Reihe der Fälle entstehen und wieder vergehen. Die weissliche Trübung des Sehnerven dauert längere Zeit mit geringen Veränderungen fort. Inzwischen tritt öfters der tödliche Ausgang ein.

3. Wenige Tage nach einem erschöpfenden Blutverlust kommt es zu einer ausgeprägten Neuroretinitis. Ohne jede Andeutung einer steileren Schwellung der Papilla ergiesst sich von derselben aus zunächst nach einzelnen, dann nach allen Richtungen hin eine intensiv weisse Trübung in die Netzhaut, auch über die Gegend des gelben Fleckes, um mehr gegen die Peripherie hin ganz allmählich zu erblassen und der hellrothen Färbung des Augengrundes Platz zu machen. Auf dem weissen Hintergrunde heben sich einzelne grössere und kleinere frischrothe Blutflecken kräftig ab. Sehstörung ist immer vorhanden, wenn auch die apathischen Patienten nicht darüber klagen, und kann in wenigen Tagen zur absoluten Amaurose fortschreiten. Die einmal gesetzte Amaurose, sei sie ein- oder doppelseitig, ist gewöhnlich eine bleibende. Heilung des Grundübels ist möglich, Exitus letalis aber wohl häufiger.

Die erwähnten Veränderungen sind bereits beobachtet, die erste von Ed. v. Jäger, Horner, Litten u. A., die zweite von Förster, die dritte von Förster, Schweigger, Landesberg, Nagel u. A.; aber das Beobachtungsmaterial ist noch zu gering, die Anschauungen namentlich über Amaurose nach Blutverlust noch so unsicher, selbst in Leber's neuester Monographie, dass eine Vermehrung des verwerthbaren Materials nicht überflüssig erscheint. Ich will mich heute darauf beschränken, für jede der drei erwähnten Veränderungen ein Beispiel kurz anzuführen.

1. Haematemesis mit Ausgang in Heilung. (Dr. Litten.) Ein 23 j. Mädchen L. wurde am 15. Febr. 1877 von starker Haematemesis befallen und am 18. Febr. in die Charité aufgenommen.

Am 6. März ist bei der noch anhaemischen Kranken die rechte Papilla optica hell, weisslich, aber nicht trübe, die Blutgefässe von normalem Caliber. Nach innen unten ist der Contour des Discus undeutlich durch eine zarte grauliche Netzhauttrübung, welche sich hier anschliesst und auf ungefähr 2 Mm. weit erstreckt. Auf diesem graulichen Grunde sind 3 intensiver gefärbte, weissliche Flecken (von etwa 0,3 Mm. Durchmesser) zu unterscheiden. Im Centrum der Netzhaut sitzt eine dunkelbraunrothe Blutung (von etwa 0,5 Mm. Durchmesser) mit einem helleren Fleck in der Mitte.*) Links ist das Aussehen der Blutgefässe und der Papilla wie rechts. An die letztere schliesst sich nach aussen unten eine grauliche Trübungszone mit 3 etwas intensiver gefärbten weisslichen Flecken, durch welche die vena tempor. inferior wohl partiell verdeckt, aber nicht unterbrochen erscheint.

Das rechte Auge liest mittlere, das linke feine Schrift. Am 16. März ist bei erheblicher Besserung des Allgemeinzustandes rechts die Netzhauttrübung geschwunden, die centrale Blutung kleiner und dunkler, links nur noch eine Spur von dem einen weisslichen Fleck nachweisbar. Am 20. März war nur noch eine Spur der Blutung im rechten Netzhautcentrum zu erkennen, die Sehschärfe beiderseits normal. Die Patientin wurde geheilt entlassen.

In ophthalmoscopischer Hinsicht ist bei diesem Falle von bedeutender, aber gutartiger Anhaemie zu bemerken: I. die Blässe der Papille bei normalem Kaliber der gröberern Netzhautgefässe; II. rasch auftretende und wieder schwindende Netzhautblutungen; III. kleine weissliche Flecke auf trübem Grunde, dicht neben der Papilla gelegen und ebenfalls durch rasches Entstehen und Vergehen ausgezeichnet.

2. Perniciöse Anhaemie mit tödtlichem Ausgang

*) Im letzten Drittel des Febr. hatte Dr. Litten noch in beiden Netzhäuten feine Blutungen beobachtet.

(Dr. Litten.) Frau Pauline S., 30 Jahre alt, am 16. März 1877 in die Kgl. Charité aufgenommen, leidet seit ihrer ersten Entbindung (1868) an profuser und stets 8 Tage andauernder, wenn auch regelmässiger und schmerzloser Menstruation und seit dem Eintritt der letzten Menstruation, vor 3 Wochen, an andauernder starker Blutung aus den Genitalien, welche ihre Kräfte vollständig erschöpft. Patientin zeigt das ausgesprochene Bild der höchsten Blutarmuth, Temperatur nicht erhöht, Puls schnellend 120—140. Kleine Haemorrhagien auf der Mundschleimhaut, zu den Seiten des Zungenbändchens. Systolisches Geräusch am Herzen, Pulsation der Venen am Halse und der oberflächlichen am Thorax, Schwirren an den Jugularvenen. Portio vaginalis trichterförmig erweitert, Cervicalcanal voll Blutgerinsel; im Douglas'schen Raume und im linken Parametrium ist eine schmerzhafte Geschwulst zu fühlen. Der Blutabgang aus den Genitalien dauert fort: Kopfschmerz, Schwindel, Ohrensausen, Trockenheit im Halse, Erbrechen. Sensorium frei, Haut und Schleimhäute von wachsartiger Blässe. Oedem an den Knöcheln und an der Bindehaut, die leicht gelblich erscheint. Collaps, Luftmangel, der sich 19/4. zu heftiger Dyspnoe steigert.

Am Nachmittag des folgenden Tages starker Collaps, Puls verlangsamt, kaum fühlbar, Lungenödem, Exitus letalis. Bei der Autopsie (Dr. Jürgens) ergaben sich die folgenden Veränderungen: Allgemeine Blutarmuth, Wässeriger Erguss in beiden Pleurahöhlen und in den Herzbeutel, umschriebene Verfettung des Herzmuskels, Fettinfiltration der Leber nebst kleinen Blutungen, Verhärtung und Hyperplasie der Milz, Blutleere der Nieren, Blutgeschwulst der linken Tuba, chronische Entzündung der Eileiter, der Gebärmutter und der Scheide, Netzhautblutungen.

[Das Ergebniss der mikroskopischen Untersuchung der Netzhaut gedenke ich mit anderen später mitzutheilen.]

Die Untersuchung der Augen wurde regelmässig während des ganzen Krankheitsverlaufes angestellt.

Am 16. März 1877 ist die Sehkraft beider Augen ungestört. Beiderseits ist der Augengrund hellroth, der Sehnerv nicht vorgewölbt, aber weisslich und trübe. Die siebförmige Platte verdeckt. Die Centralgefässe sind blass und eng, besonders die Arterien, welche schon in mässiger Entfernung von dem Sehnerveneintritt dem Blick des Beobachters fast entschwinden. Auf der Papilla ist der Reflexstreifen an den Hauptvenen verhältnissmässig viel weniger deutlich als an den Arterien. Rechts liegt zwischen arteria und vena temporalis inferior, etwa 2 Mm. von der Sehnervengrenze, eine kleine strichförmige Blutung.

Am 17. März sind Augengrund, Papilla und Gefässe unverändert. Rechts ist oberhalb der Papilla, etwa 0,5 Mm. von derselben, ein kleiner weisslicher Fleck aufgetreten, die strichförmige Blutung unverändert. Links ist ungefähr 3 Mm. von der oberen Papillargrenze eine spindelförmige Blutung von etwa 1,5 Mm. Länge hinzugekommen, ihr Centrum ist hell, wahrscheinlich, weil der hellrothe Augengrund durchschimmert.

Am 26. März wird beiderseits feine Schrift gelesen, auch werden Finger excentrisch nach allen Richtungen gezählt. Patientin erklärt nicht schlechter zu sehen als in ihren besten Tagen. Im aufrechten Bilde erscheint die rechte Papilla äusserst bleich und von trüber Substanz, fast wie bei neuritischer Atrophie; ihre Grenze ist zart verschleiert durch eine feinstreifige Trübung, welche von hier in die Netzhaut ausstrahlt und die vena temporalis inferior in geringer Entfernung vom Discus partiell verdeckt. Die Hauptarterien auf der Papilla zeigen einen deutlichen Reflexstreifen, welcher in der Randzone des Discus geringer wird, aber nicht verschwindet. Die Arterien sind äusserst blass, so dass die rothen Linien, welche den centralen Reflexstreifen einsäumen, sich nur schwach von dem hellrothen Augengrund abheben. Auch die Venen sind entsprechend heller gefärbt, ihr Reflexstreifen sehr undeutlich. Neben der vena nasal. inf. ist nicht weit vom Discus ein kleiner zarter ziemlich scharf umschriebener bläulichweisser Fleck in der Netzhaut sichtbar. Links ist der Augengrund im Ganzen und die Papilla wie rechts. An der Vena tempor. und nasalis inferior sind spindelförmige einscheidende Blutungen nachweisbar. — Die weitere Veränderung bis zum Tode charakterisirte sich durch Entstehen und Vergehen von kleinen hellen Flecken und von Blutungen, besonders in der circumpapillären Netzhautregion.

Am 30. März sind beiderseits, besonders links, frische Blutungen erkennbar, hauptsächlich solche welche in der Nähe der Papilla die Venen auf eine gewisse Strecke (1—1,5 Mm.) einscheiden.

Am 7. April sind die frischen Blutungen grossentheils wieder resorbirt, neue nicht hinzugekommen, der weisse Fleck oberhalb der rechten Papilla unverändert. Der Augengrund ist sehr hellroth, die Arterien ausserhalb der weisstrüben Papilla kaum wahrnehmbar. Sehkraft Abends befriedigend.

Am 10. April links wie zuvor. Rechts sind grössere spindelförmige blassrothe Blutungen aufgetreten, welche 2—2½ Mm. von der Sehnervengrenze entfernt, etwa $1\frac{1}{2}$—2 Mm. lang, aber ziemlich schmal die Vena temporalis inferior und superior einscheiden oder dicht neben der Vene liegen; eine rundliche auch lateralwärts vom Centrum der Netzhaut.

Am 14. April ist ein Theil dieser Blutungen schon wieder geschwunden, die Einscheidung der vena temporalis inferior undeutlich, der weisse Fleck unverändert; links zwei frische weisse Flecke unterhalb der Papilla und eine strichförmige feine Blutung dicht neben derselben nachweisbar.

Ungefähr ebenso war es bei der letzten Untersuchung wenige Tage vor dem tödtlichen Ende.

3. Haematemesis mit Ausgang in einseitige Amaurose. (Dr. Salomon.) Ehe ich zu der dritten und wichtigsten Beobachtung, betreffend einen Fall und Haematemesis mit Ausgang in einseitige Amaurose übergehe, dürfte es vielleicht nicht unzweckmässig erscheinen, die wichtigsten Thatsachen, welche über dieses seit v. Graefe's erster Mittheilung bis heute noch gleich räthselhafte Ereigniss festgestellt sind, aus der vortrefflichen Monographie des Herrn Prof. Leber*) ganz kurz zu recapituliren und durch die neuesten Mittheilungen zu ergänzen.

„Nach Blutverlusten verschiedener Art, am häufigsten nach profusen Magenblutungen treten zuweilen plötzliche, meist doppelseitige und unheilbare Erblindungen auf, über deren Entstehen wir bisher nur auf Vermuthungen angewiesen sind. . . . . Mit einer . . . . Ausnahme sind diese Erblindungen auf eine periphere Affection, auf plötzliche Functionsstörung des Optici, vermuthlich an der Schädelbasis, zurückzuführen. . . . . Der definitiven Erblindung gehen nicht selten einige Tage lang leichtere Sehstörungen, bald ein-, bald doppelseitig und subjective Lichterscheinungen vorher. . . . . In keinem Falle wurde bisher die Augenspiegeluntersuchung unmittelbar nach der Erblindung gemacht, in mehreren innerhalb der ersten Wochen. Der Augengrund erschien entweder ganz normal, oder es fand sich eine leichte Blässe der Papilla, oder es war die Blässe der Papilla sehr auffallend, die Arterien äusserst dünn, oder es fand sich (ein Mal) eine leichte Netzhauttrübung rings um die Papilla, wiederholt aber kleine Netzhautblutungen. Späterhin kommt es dann zu ausgesprochener Sehnervenatrophie. Ob in den ersten Tagen leichte entzündliche Veränderungen, wie sie Schweigger beobachtete, häu-

*) Graefe-Saemisch Handbuch V, 2, 901.

figer vorkommen, bleibt dahingestellt; doch würde uns dieser Nachweis . . . nur wenig fördern, da sie vielleicht nur Zeichen einer secundären Reaction sind."

Im Jahre 1876 ist unter Prof. NAGEL's Aegide eine stattliche und fleissige Dissertation von Fries über die Amblyopien und Amaurosen nach Blutverlust erschienen. Der Autor hat 106 Fälle aus den letzten 235 Jahren gesammelt, in denen die Hälfte der ophthalmoscopischen Aera angehört. Er unterscheidet zwei Gruppen von Fällen: 1. wo die Herabsetzung des Sehvermögens schon während des Blutverlustes eintritt oder demselben unmittelbar folgt, der Verlauf ist keineswegs immer ein günstiger; 2. wo zwischen Blutverlust und Beginn der Sehstörung eine gewisse Zeit verstreicht. Bezüglich der ersten Categorie recurrirt er auf die acute Anhaemie sei es der Netzhaut oder des Sehnerven oder seiner centralen Endigungen; bezüglich der zweiten neigt er mehr zu der von SAMELSOHN zuerst discutirten Transport-Theorie, auf Basis der bekannten Untersuchungen von SCHWALBE, MANZ und SCHMIDT-RIMPLER.

Ausserdem liegen noch in der deutschen Literatur der letzten Monate 3 Beobachtungen vor über Neuritis oder Neuroretinitis nach Blutverlust von SCHWEIGGER, FÖRSTER, LANDESBERG.

Eine 37jährige Frau abortirte und hatte hierbei und in den nächsten 5 Tagen erschöpfende Blutverluste. Am 7. Tage nach dem ersten Blutverlust war sie völlig ohne Lichtschein. Professor SCHWEIGGER*) fand Abends Neuroretinitis mit kleinen Blutungen und einem feinen weissen Fleck in der Netzhaut. Später trat Atrophie der Sehnerven ein, die Patientin blieb völlig blind.

Bei einem jungen Mädchen war durch eine sehr beträchtliche Haematemesis plötzlich eine ausserordentlich hochgradige Anhaemie entstanden. Die Augenspiegeluntersuchung wurde circa 12 Tage nach dem Anfall von Prof. FÖRSTER**) vorgenommen und zeigte die Netzhaut in grosser Ausdehnung stark weisslich getrübt, sodass die Grenzen der Papilla stellenweise, namentlich auf dem einen Auge, nicht mehr kenntlich waren. In den getrübten Netzhautpartien befanden sich zahlreiche kleine Extravasate . . . . Das kleine Kaliber der Gefässe und die sehr hellrothe Färbung waren zweifellos auf die Anhaemie zurückzuführen . . . . Nach einigen Wochen waren die Extravasate geschwunden, dann ging die Trübung der Netzhaut zu-

*) Charité-Annalen, Berlin 1877.

**) GRAEFE-SAEMISCH. VII. 1.

rück. Ein Vierteljahr danach waren Netzhaut, Papilla und Sehkraft normal.

Dr. LANDESBERG*) war der erste, welcher unmittelbar nach dem Blutverlust die Untersuchung angestellt hat. Eine 24jährige corpulente, vollblütige Frau wurde von heftigem, gefahrdrohendem Nasenbluten befallen. Tags danach klagte die Patientien über Sehstörung, r. S $= \frac{15}{16}$, l. $= \frac{10}{20}$, Gesichtsfeld beiderseits nach oben etwas beschränkt. Papillen leicht geschwellt und getrübt, mit verschwommenen Contouren, oberflächliche diffuse Infiltration der Netzhaut. Arterien kaum verengt, Venen erweitert und geschlängelt, Macula lutea nicht verändert. Links ist die Schwellung stärker als rechts. Am rechten Auge gingen die Entzündungserscheinungen in kurzer Zeit zurück, es trat wieder normale Sehschärfe ein. Am linken entwickelte sich allen angewandten Mitteln zum Trotz das Bild einer ausgesprochenen Neuroretinitis mit nachfolgenden Haemorrhagien, der Endausgang war Atrophie der Papilla und Amaurose des rechten Auges.

Diesen Fällen reiht sich meine Beobachtung an. Herr DIETRICH, 52 Jahr, seit 3 Jahren an ernster Magenaffection (wohl ulcus ventriculi) mit Erbrechen leidend, erbricht am 18. Juli 1877 einen halben Tassenkopf voll Blut und wird am 20. Juli von zweimaligem, so heftigem Blutbrechen befallen, dass er ohnmächtig zusammensinkt. Am 21. wird er in die Charité aufgenommen: wachsbleich, unfähig sich aufzurichten, mit fadenförmigen Puls (92), systolischen Herzgeräuschen und mit Geräuschen an den Halsvenen. Die Temperatur ist und bleibt nahezu normal; im Blut ist die Zahl der weissen Zellen nicht erhöht, der Urin frei von Eiweiss.

Am 23. Juli, 3 Tage nach dem hauptsächlichen Blutverlust, ist Patient noch im höchsten Maasse anhaemisch. Beiderseits wird mit + 6,0 D. gewöhnliche Druckschrift, der Text von STELLWAG's Lehrbuch, gelesen. Allerdings kostet es bei der grossen Apathie des Patienten Zeit und Mühe, dies Resultat festzustellen. Die linke Papilla ist weisslich mit schwachem Rosaschimmer, ihre Substanz etwas trübe: die stärkeren Netzhautgefässe sind schmäler als in der Norm, namentlich die Arterien, welche über den blassrothen Augengrund nicht weit gegen die Peripherie verfolgt werden können. Rechts ist bei ähnlichem Verhalten der gröberen Netzhautgefässe die Trübung

*) ZEHENDER's Monatsbl. 1877, Märzheft.

der Papilla bis zu dem zweifellosen Bilde einer Neuritis optica gesteigert: die Grenze des nicht prominirenden Sehnerven ist gegen die Netzhaut vorgeschoben und undeutlich, seine Substanz stark getrübt und weisslich, die Hauptvenen stellenweise vollständig verdeckt. Diese Veränderungen sind schon bei schwächerer Vergrösserung, im umgekehrten Bilde, sehr deutlich sichtbar. Am 25. giebt Patient Verschleierung seines rechten Auges an.

Am 28. Juli, also 8 Tage nach der Blutung, ist das rechte Auge entschieden amblyopisch, liest mit + 6,0 D nur Sn. XV in etwa 6″ mühsam, hat also S etwa $^1/_{30}$; das linke hingegen erkennt noch mittlere Druckschrift, Sn III in 6″, S etwa $^1/_6$.

Auf dem rechten Auge ist jetzt das Bild der hochgradigsten Neuroretinitis entwickelt. Eine abgegrenzte Papilla ist nicht mehr, sondern nur eine Confluenzstelle der Hauptblutgefässe nachweisbar. Die letzteren sind nicht wesentlich erweitert, wohl aber streckenweise völlig verdeckt, so namentlich in derjenigen Region, welche der Randzone der Papilla entsprechen würde. Eine gesättigte weisse Trübung ergiesst sich vom Sehnerven aus nach allen Richtungen über die Netzhaut. Am weitesten reicht die Trübung in lateraler Richtung; sie überzieht die Gegend des Fixirpunktes vollständig und nimmt erst lateralwärts an demselben wieder mehr und mehr ab, so dass die blassröthliche Färbung des Augengrundes deutlicher zu Tage tritt. Nach oben und nach unten vom Sehnerveneintritt reicht die Netzhauttrübung weniger weit gegen die Peripherie, am wenigsten medianwärts. Auf diesem hellweisen Untergrunde treten zahlreiche theils streifige theils unregelmässige frischrothe Blutungen kräftig hervor. Höchst überraschend ist die Veränderung des linken Augengrundes; hier kann man die Entwicklung einer Neuroretinitis belauschen, von der vor 5 Tagen noch keine Spur nachweisbar gewesen. Alle gröberen Netzhautvenen sind jetzt verbreitert, ihre Breite verhält sich zu der der entsprechenden Arterien etwa wie 2:1. Alle Netzhautvenen sind bedeutend geschlängelt, sowohl in der Fläche der Netzhaut, wie auch senkrecht dagegen. Sehr auffallend ist dabei die relative Blässe der erweiterten Venen. Daneben besteht eine ausgeprägte Trübung der Papilla und angrenzenden Netzhautregion, die in eigenthümlicher Weise partiell geblieben. Durch eine schräg ziehende, nicht scharf gezeichnete Trennungslinie wird die laterale obere Hälfte der Papilla, welche scharf contourirt, blass röthlich und transparent erscheint; getrennt von der medialen unteren Hälfte, die von einer intensiv weissen Trübung überdeckt ist. Von hier aus ergiesst sich die weisse Trübung in die Netzhaut und setzt sich namentlich längs der vena temporalis inferior in einen breiten grauweissen Trübungsstreifen fort. Die Netzhautmitte und die Peripherie sind frei, Blutungen nirgends nachweisbar. Wohl aber bemerkt man unterhalb der macula lutea einen umschriebenen gesättigt weissen Fleck in der Nähe des erwähnten Streifens und einen zweiten medianwärts neben der Papilla optica.

Am 30. Juni, also 10 Tage nach dem bedingenden Blutverlust, ist die rechtsseitige Amblyopie zur Amaurose fortgeschritten. Der apathische Patient ist dessen nicht gewahr geworden und beklagt sich auch nicht darüber, als die Untersuchung es ihm nachweist. Das Licht der hellbrennenden Lampe wird weder central noch excentrisch wahrgenommen. Die Reaction der Pupille kann wegen Atropinmydriasis nicht geprüft werden. Das linke Auge erkennt noch mit + 6,0 D ziemlich feine Schrift (Sn 3 in 6", d. h. $S \geqq {}^1/_6$). Die Veränderung des rechten Augengrundes hat ein wenig, die des linken sichtlich zugenommen. Rechts hat die Trübung der Papilla und Netzhaut nicht an Ausdehnung, wohl aber an Sättigung gewonnen; die Blutungen sind etwas grösser geworden, einzelne frische hinzugekommen. Links hat die Trübung jetzt die ganze Papilla nebst unmittelbarer Nachbarschaft überzogen, gegen die Peripherie aber strahlt sie nur nach der einen Richtung hin weiter hinaus.

Am 1. August, also 12 Tage nach dem Blutverlust, beginnt schon die Veränderung der rechten Netzhaut abzunehmen. Noch ist die Papilla mit nächster Nachbarschaft intensiv weiss verfärbt, aber schon ziehen die auffallend dünnen und blassen Hauptarterien frei vor dem weissen Exsudat einher; die Centralregion der Netzhaut ist eher graulich als weiss; die Zahl und Grösse der Blutungen ist unverändert. Es hat den Anschein, als ob die Trübung sich gegen die Papilla zusammenzieht und dort culminirt. Links hat die Trübung wenigstens nicht zugenommen; allerdings ist noch lateralwärts neben der Papilla ein umschriebener weisser Fleck deutlicher hervorgetreten. Die venöse Hyperhaemie der Netzhaut ist unverändert. Der Patient ist entschieden munterer und theilnehmender geworden.

Am 3. August, 14 Tage nach der Blutung, ist der Patient ziemlich munter. Rechts $S = 0$, links $= {}^1/_4$, Undeutlichkeit nach innen zu. Rechts ist die Papilla hellweiss und undurchsichtig, alle Gefässe ziehen frei vor derselben einher. Feine Andeutungen fransenartiger radialer Streifen am Sehnervenrande sind die einzige Spur der mächtigen Netzhauttrübung, welche vor 6 Tagen bestanden. Auch die Centralregion der Netzhaut ist wieder blassröthlich, die Blutflecke ziemlich unverändert. Gegen die Peripherie zu werden die Arterien rasch undeutlich. Links sind von der Netzhauttrübung nur die 3 schärfer umschriebenen weisslichen Flecke geblieben; auf dem einen, medianwärts von der Papilla, ist eine feine, streifige Blutung sichtbar. Die Papillarsubstanz ist aber wieder klar, blassröthlich, transparent; die Venen verbreitert.

Am 7. August, 18 Tage nach dem Blutverlust, besteht rechts Amaurose und neuritische Atrophie der Papilla. Die Papilla ist reinweiss, ihr Contour leicht gefranzt, die Netzhautblutgefässe nicht verdeckt. Die Blutungen sind resorbirt, bis auf eine, welche immer den gesättigsten Farbenton gezeigt. Links wird mit + 6 Sn 2 gelesen. Die beiden parapapillären Flecke sind, wenn noch verkleinert, so doch deutlich nachweisbar.

Am 11. August, 22 Tage nach den Blutverlust, sind rechts die Blutung, links die weissen Flecke bis auf ein geringes resorbirt, der Contour der Papilla ist beiderseits noch etwas undeutlich, rechts ist ihre Substanz reinweiss wie bei neuritischer Atrophie, links röthlich. Rechts besteht absolute Amaurose, links beträgt die Sehkraft mindestens $^1/_4$.

Am 25. August, 36 Tage nach dem Blutverlust, besteht rechts Amaurose, Papilla vollkommen weiss und trübe mit sehr engen Arterien (Atroph. n. opt.), sonst keine Veränderungen des Augengrundes. Das linke Auge liest mit + 6 Sn 1 in 6'' (S $\geqq$ $^1/_2$) und zeigt einen normalen Spiegelbefund. Patient hat lange das Bett verlassen und fühlt sich völlig wohl.

Der Fall ist reich an interessanten Ergebnissen, reicher als die meisten der bisher publicirten; jedoch soll er keineswegs zu verfrühten Verallgemeinerungen missbraucht werden. Unsere Beobachtung lehrt uns e i n e Entwicklungsweise der Amaurose nach Blutverlust. Ob dieselbe die einzige ist, steht dahin; dass sie aber die gewöhnlichere ist, möchte ich doch aus einer Zusammenfassung aller frisch untersuchten Fälle, namentlich der von Landesberg, Förster, Schweigger zu schliessen mir erlauben. In neuester Zeit hat auch Herr Dr. Litten in einem rasch tödtlich endigenden Falle von Nasenbluten kurz ante mortem beginnende Neuritis optica beobachtet.

Hierzu kommt noch eine Thatsache. Die in der älteren venaesectionsfrohen Zeit so häufig referirte Amaurose unmittelbar nach dem Blutverlust ist in der heutigen bluterhaltenden und gleichzeitig ophthalmoscopirenden Aera fast ganz zurückgetreten. Die genauesten Krankengeschichten zeigen fast immer ein mehr oder minder langes Intervall zwischen dem Blutverlust und der Erblindung, jedenfalls Zeit genug zur Entwicklung einer, wie die Beobachtung zeigt, so überaus rapid verlaufenden Neuroretinitis. Weitere Aufschlüsse sind von der klinischen Untersuchung frischer Fälle und von dem Thierexperiment zu erwarten. Auf das letztere werde ich später noch zurückkommen.

III. Elementare Darstellung der Gauss'schen Dioptrik kugeliger Flächen.

Von **J. Hirschberg.**

I.

§ 1. Für die Brechung homocentrischer paraxialer Strahlenbündel an einer kugeligen Trennungsfläche von kleiner Apertur gelten bekanntlich die folgenden Relationen:

$$1)\quad \frac{\beta}{\beta'} = -\frac{\varphi}{F} = -\frac{F'}{\varphi'}.$$

$$2)\quad n\alpha\beta = n'\alpha'\beta'.$$

Die Grössen ohne Index beziehen sich auf das erste Medium, die mit dem oberen Index ′ auf das zweite; β und β' sind zwei conjugirte Bilder; φ und φ' zwei conjugirte Vereinigungsweiten, von den respectiven Haupt-Brennpunkten B und B′ an gerechnet; n und n′ die beiden Brechungsindices; α und α' die (kleinen) Neigungswinkel, welche zwei conjugirte Strahlen mit der Hauptachse bilden. Ein aus zwei Medien mit kugeliger Trennungsfläche bestehendes dioptrisches System wollen wir S i m p l u m nennen.

Es ist $3)\ F = \frac{nr}{n'-n}$ und $F' = \frac{n'r}{n'-n}$; also $F' - F = r$, wenn r der Radius der Trennungsfläche. Hauptpunkte heissen diejenigen beiden congugirten Axenpunkte, für welche $\beta = \beta'$; Knotenpunkte diejenigen, für welche $\alpha = \alpha'$. Die beiden Hauptpunkte eines Simplum fallen in den Scheitelpunkt, die beiden Knotenpunkte in den Krümmungsmittelpunkt der Kugelfläche zusammen, wie sofort aus Gl. 1, 2, hervorgeht.

II.

§ 2. Sind auf derselben Hauptaxe 2 kugelige Trennungsflächen (1, 2) gegeben, so gelten die Relationen 1, 2, § 1 für jedes der beiden Simpla. Der untere Index 1 soll sich auf das erste, 2 auf das zweite beziehen.

A) 1) $\frac{\beta_1}{\beta_1'} = -\frac{\varphi_1}{F_1} = \frac{F_1'}{\varphi_1'}$.
2) $\frac{\beta_2}{\beta_2'} = -\frac{\varphi_2}{F_2} = \frac{F_2'}{\varphi_2'}$.

Da das mittlere Medium beiden Simplis gemeinsam, ist β_1' identisch mit β_2.

B) 1) $n_1 \alpha_1 \beta_1 = n_1' \alpha_1' \beta_1'$
2) $n_2 \alpha_2 \beta_2 = n_2' \alpha_2' \beta_2'$

n_1' identisch mit n_2; α_1' identisch mit α_2.

C) 1) . . . .

2) $d = \varphi_1' + \varphi_2 = \overline{B_1' B_2}$ bestimmt den Abstand, welchen der zweite Haupt-Brennpunkt des ersten Simplum vom ersten Haupt-Brennpunkte des zweiten Simplum hat. (d ist negativ, wenn — wie gewöhnlich bei Glaslinsen, beim Auge — die in der Richtung $\overline{1,2}$ einfallenden Lichtstrahlen auf B_2 eher als auf B_1' treffen.)

§ 3. Aus den 2 Doppelgleichungen (A, 1 und 2, § 2) erhalten wir durch Multiplication 1) $\frac{\beta_1}{\beta_2'} = \frac{\varphi_1 \varphi_2}{F_1 F_2} = \frac{F_1' F_2'}{\varphi_1' \varphi_2'}$.

Ferner ist 2) $\varphi_2 = d - \varphi_1' = d - \frac{F_1 F_1'}{\varphi_1}$ (Nach C, 2 u. § 1, 1.)

2a) $\varphi_1 \varphi_2 = d\varphi_1 - F_1 F_1'$. Ebenso

3) $\varphi_1' \varphi_2' = d\varphi_2' - F_2 \cdot F_2'$. Folglich wird aus Gl. 1 dieses §

4) $\frac{\beta_1}{\beta_2'} = \frac{(d\varphi_1 - F_1 F_1')}{F_1 F_2} = \frac{F_1' F_2'}{(d\varphi_2' - F_2 F_2')}$.

Diese Doppelgleichung bestimmt Lage und Grösse des definitiven Bildes, welches von dem beliebigen Object β_1, das um die beliebige Strecke φ_1 von B_1 entfernt ist, durch die beiden Brechungen entworfen wird.

§ 4. Setzen wir in Gl. 4, § 3, $\varphi_1 = +\infty$, so bestimmt das entsprechende φ_2' den zweiten Hauptbrennpunkt des aus 1 und 2 combinirten Systems (Duplum) durch seinen Abstand von dem gegebenen zweiten Hauptbrennpunkt des zweiten Simplum. Die auf das Duplum bezüglichen Grössen werden ohne unteren Index (1, 2) geschrieben (z. B. F; F'; φ, φ' u. s. w.)

$\varphi_1 = +\infty$ giebt $d\varphi_2' - F_2 F_2' = 0$*) oder I) $\varphi_2' = \overline{B'B_2'} = \frac{F_2 \cdot F_2'}{d}$.

---

*) Ausgenommen den singulären Fall, dass $F_1 = \infty$ d. h. entweder $n_1' - n_1 = o$ oder $r_1 = \infty$. Dann findet für $\varphi_1 = \infty$ am ersten Simplum keine

Setzen wir $\varphi_2' = +\infty$, so bestimmt das entsprechende φ_1 den ersten Hauptbrennpunkt des Duplum durch seinen Abstand von dem gegebenen ersten Hauptbrennpunkt des ersten Simplum.

$\varphi_2' = +\infty$ giebt $d\varphi_1 - F_1F_1' = 0$ oder II) $\varphi_1 = \overline{BB_1} = \frac{F_1 \cdot F_1'}{d}$.

§ 5. Setzen wir in Gl. 4 § 3 jetzt $\frac{\beta_1}{\beta_2'} = 1$ (d. h. das Object gleich und gleich gerichtet dem definitiven Bilde,) so bestimmen die bezüglichen Werthe von φ_1 und φ_2' durch ihre respectiven Abstände von B_1, resp. B_2' zwei conjugirte Axenpunkte des Duplum, welche wir als Hauptpunkte (H, H′) desselben bezeichnen.

Die Bedingung $\frac{\beta_1}{\beta_2'} = 1$ giebt $F_1F_2 = d\varphi_1 - F_1F_1'$ oder

III) $\varphi_1 = \overline{HB_1} = \frac{F_1F_2 + F_1F_1'}{d}$; und ebenso $F_1'F_2' = d\varphi_2' - F_2F_2'$ oder

IV) $\varphi_2' = \overline{H'B_2'} = \frac{F_1'F_2' + F_2F_2'}{d}$.

§ 6. Die Axenstrecke zwischen dem auf das erste Medium des Duplum bezüglichen Brenn- und Haupt-Punkte desselben ($\overline{BH}$) nennen wir (wie bei dem Simplum) die erste Hauptbrennweite des Duplum und ebenso $\overline{B'H'}$ die zweite Hauptbrennweite des Duplum.

$$\text{V)}\begin{cases} \overline{BH} = \overline{BB_1} - \overline{HB_1} = F = -\frac{F_1F_2}{d} \text{ (nach Gl. II und III).} \\ \overline{B'H'} = \overline{B'B_2'} - \overline{H'B_2'} = F' = -\frac{F_1'F_2'}{d} \text{ (nach Gl. I und IV).} \end{cases}$$

H und H′ sind i. A. zwei verschiedene Axenpunkte.

Der Ort des zweiten Simplum beziehlich zum ersten kann statt durch $d = \overline{B_1'B_2}$ gegeben sein durch $D = \overline{H_1'H_2}$ d. h. durch die intermediäre Hauptpunktsdistanz der beiden Simpla. Nothwendig ist $D = F_1' + d + F_2$, also $-d = F_1' + F_2 - D$; somit folgt aus V)

Va) $F = \frac{F_1F_2}{F_1' + F_2 - D}$ und $F' = \frac{F_1'F_2'}{F_1' + F_2 - D}$. (Der Nenner ist bei gewöhnlichen Linsen positiv.) Sofort ist auch ersichtlich, dass

VI) $\frac{F}{F'} = \frac{F_1F_2}{F_1'F_2'} = \frac{n_1n_2}{n_1'n_2'} = \frac{n_1}{n_2'}$, da $n_2 = n_1'$. (Vgl. § 1, 3).

---

merkliche Brechung statt, d. h. ein parallel einfallendes Strahlenbündel bleibt auch im 2. Medium parallel.

§ 7 Setzen wir schliesslich in Gl. 4, § 3,

$$\frac{\beta_1}{\beta_2'} = \frac{n_2'}{n_1} \left(= \frac{F'}{F}\right)$$

als Bedingung für ein neues Paar conjugirter Axenpunkte des Duplum, die wir als *Knotenpunkte* (K, K') bezeichnen; so folgt (mit Benutzung von VI)

$$\frac{F_1' \cdot F_2'}{F_1 F_2} = \frac{d\varphi_1 - F_1 F_1'}{F_1 \cdot F_2}, \text{ also VII) } \varphi_1 = \overline{KB_1} = \frac{F_1'F_2' + F_1F_1'}{d} \text{ und}$$

$$\frac{F_1 F_2}{F_1'F_2'} = \frac{d\varphi_2' - F_2F_2'}{F_1'F_2'}, \text{ also VIII) } \varphi_2' = \overline{K'B_2'} = \frac{F_1F_2 + F_2F_2'}{d}.$$

$$\text{IX) } \overline{BK} = \overline{BB_1} - \overline{KB_1} = -\frac{F_1'F_2'}{d} = F' = \overline{H'B'}.$$

$$\text{X) } \overline{B'K'} = \overline{B'B_2'} - \overline{KB_2'} = -\frac{F_1 \cdot F_2}{d} = F = \overline{HB}.$$

§ 8. Beziehen wir jetzt die Object- und Bilddistanzen auf die Brennpunkte des Duplum, wozu wir die Zeichen φ und φ' verwenden. Identisch ist

1) $\varphi_1 - \varphi = \overline{BB_1}$ *) oder $\varphi = \frac{d\varphi_1 - F_1F_1'}{d} = \frac{\varphi_1 \varphi_2}{d}$ (§ 3, 2a) $= \frac{\beta_1}{\beta_2'} \cdot \frac{F_1F_2}{d}$ (§ 3, 1.)

nd 2) $\varphi_2' - \varphi = \overline{B'B_2}$ oder $\varphi' = \frac{d\varphi_2' - F_2F_2'}{d} = \frac{\varphi_1'\varphi_2'}{d}$ (§ 3, 3). $= \frac{\beta_2'}{\beta_1} \cdot \frac{F_1'F_2'}{d}$ (§ 3, 1.)

Somit erhalten wir (mit Benutzung von V) aus 1 und 2 dieses § die Doppelgleichung

$$\text{XI) } \frac{\beta_1}{\beta_2'} = -\frac{\varphi}{F} = -\frac{F'}{\varphi'}$$

d. h. für das Duplum *genau dieselbe Relation der Bildgrössen und Vereinigungsweiten wie für ein Simplum.* Man kann jedes Duplum ersetzt denken durch dasjenige Simplum, für welches $n = n_1$; $n' = n_2'$; $r = F' - F$: nur dass jeder Strahl vor der (durch $n\alpha = n'\alpha'$ bedingten) Brechung parallel seiner Richtung aus der ersten Hauptebene in die zweite d. h. aus der zur Axe in H senkrechten Ebene nach der in H' verschoben werden muss.

---

*) Für den *Normalfall* (F_1, sowie F_2 positiv; d negativ d. h. $F_1' + F_2 > D$; φ_1 und φ positiv) ist $\varphi_1 - \varphi$ negativ, wie auch $\overline{BB_1} = \frac{F_1F_1'}{d}$ negativ ist: d. h. der 1. Brennpunkt des Duplum näher an die erste Trennungsfläche heranrückt als der 1. Brennpunkt des ersten Simplum.

Diese Substitution ist besonders bequem, wenn $HH' = \delta$ sehr klein gegen F'—F. Wir setzen $KK' = \delta'$. Dann ist identisch

$$\overline{BB'} = F + \delta + F' = F' + \delta' + F;$$

$$\text{XII)}\ \delta = \delta' \text{ oder } \overline{HH'} = \overline{KK'}.$$

Da für jedes Duplum genau dieselben Formeln gelten wie für das Simplum, so müssen die in § 3—8 gefundenen Combinationsformeln für die Hinzufügung eines Duplum wie eines Simplum zu einem Simplum oder Duplum giltig bleiben.

III.

§ 9. Sind auf derselben Hauptaxe 3 kugelige Trennungsflächen 1, 2, 3, gegeben, so gelten die Relationen (§ 1)

$$\text{A)}\ \left.\begin{array}{l} 1)\ \dfrac{\beta_1}{\beta_1'} = -\dfrac{\varphi_1}{F_1} = -\dfrac{F_1'}{\varphi_1'} \\ 2)\ \dfrac{\beta_2}{\beta_2'} = -\dfrac{\varphi_2}{F_2} = -\dfrac{F_2'}{\varphi_2'} \\ 3)\ \dfrac{\beta_3}{\beta_3'} = -\dfrac{\varphi_3}{F_3} = -\dfrac{F_3'}{\varphi_3'} \end{array}\right\} \begin{array}{l} \beta_1' = \beta_2. \\ \beta_2' = \beta_3. \end{array}$$

$$\text{B)}\ \left.\begin{array}{l} 1)\ n_1\alpha_1\beta_1 = n_1'\alpha_1'\beta_1' \\ 2)\ n_2\alpha_2\beta_2 = n_2'\alpha_2'\beta_2' \\ 3)\ n_3\alpha_3\beta_3 = n_3'\alpha_3'\beta_3' \end{array}\right\} \begin{array}{l} n_1' = n_2;\ \alpha_1' = \alpha_2 \\ n_2' = n_3;\ \alpha_2' = \alpha_3. \end{array}$$

C) 1 . . . . .

$$2)\ d_1 = \varphi_1' + \varphi_2 = \overline{B_1'B_2}.$$

$$3)\ d_2 = \varphi_2' + \varphi_3 = \overline{B_2'B_3}.$$

Wir betrachten die beiden ersten Trennungsflächen (1, 2) als ein Duplum und fügen dazu das Simplum 3, indem wir berücksichtigen, dass für diese Combination die intermediäre Brennpunktsdistanz

$$\underline{d_1} = \overline{B'B_3} = \overline{B_2'B_3} - \overline{B_2'B'} = d_2 - \frac{F_2F_2'}{d_1} = \frac{d_1 d_2 - F_2F_2'}{d_1}$$

Wir bezeichnen die Constanten des Triplum mit den entsprechenden deutschen Buchstaben und können sofort nach Abschnitt II. niederschreiben

$$\text{I)}\ \overline{\mathfrak{B}B} = \frac{FF'}{\underline{d_1}} = \frac{F_1 \cdot F_2 \cdot F_1'F_2'}{d_1(d_1 d_2 - F_2F_2')}$$

$$\text{II)}\ \overline{\mathfrak{B}'B'} = \frac{F_3F_3'}{\underline{d_1}} = \frac{F_3 \cdot F_3' \cdot d_1}{(d_1 d_2 - F_2F_2')}$$

$$\text{III)}\ \overline{\mathfrak{H}B} = \frac{FF_3 + FF'}{d_1} = \frac{-F_1 \cdot F_2 \cdot F_3 \cdot d_1 + F_1 \cdot F_1' \cdot F_2 \cdot F_2'}{d_1(d_1 d_2 - F_2 F_2')}$$

$$\text{IV)}\ \overline{\mathfrak{H}'B_3'} = \frac{F_3'F' + F_3 F_3'}{d_1} = \frac{F_3 \cdot F_3' \cdot d_1 - F_1' F_2' F_3'}{d_1 d_2 - F_2 F_2'}$$

$$\text{V)}\ \mathfrak{F} = -\frac{FF_3}{d_1} = \frac{F_1 \cdot F_2 \cdot F_3}{(d_1 d_2 - F_1 F_2')} = F_1 \cdot F_2 \cdot F_3 . \frac{(-1)^2}{(d_1 d_2 - F_2 F_2')}$$

$$\text{VI)}\ \mathfrak{F} = -\frac{F'F_3'}{d_1} = \frac{F_1' F_2 F_3'}{d_1 d_2 - F_1' F_2'} = F_1' \cdot F_2' \cdot F_3' \cdot \frac{(-1)^2}{(d_1 d_2 - F_2 F_2')}$$

IV.

§ 10. Auf die nämliche Weise können wir zu einem Triplum ein Simplum, Duplum oder Triplum hinzufügen und gelangen immer zu den nämlichen Relationen.

Für ein centrirtes beliebig zusammengesetztes (mfaches) Multiplum können, wenn alle Einfalls- und Oeffnungswinkel genügend klein sind, immer aus den Constanten der einzelnen Simpla und ihren intermediären Abständen diejenigen charakteristischen Axenpunkte (B,B'; H,H'; K,K') des Multiplum berechnet (sowie auch empirisch gefunden) werden, welche dieselbe einfache Lösung der dioptrischen Probleme wie bei einem Simplum zulassen. Dies allgemeine Resultat ergiebt sich ohne Figur und bei passender Wahl der Indices fast ohne Rechnung einfach aus der Coexistenz der 4 (m —1) linearen Gleichungen.

Da man für das Multiplum die nämlichen Relationen erhält wie für das Simplum $\left(\frac{\beta}{\beta'} = -\frac{\varphi}{F} = -\frac{F'}{\varphi}\right)$; so gelten die in § 3—8 gefundenen Combinationsformeln auch für die Zusammensetzung von zwei beliebigen centrirten Systemen brechender Kugelflächen mit gemeinschaftlicher Hauptachse.

IV. Casuistik.

Nach den Krankenjournalen von Dr. **Hirschberg's** Augenklinik mitgetheilt von Dr. **M. Pufahl,** Assistent der Klinik.*)

I. Conjunctivitis blenorrh. monolateralis ex Kolpitide, bei kleinen Mädchen.

1) 8j. Mädchen J., aus der Praxis des Herrn Dr. Alexander, erkrankt plötzlich an steifer Schwellung der Lider und der Bindehaut,

*) Die Krankengeschichten in IV. sind mit fortlaufenden Nummern bezeichnet.

Chemosis, reichlicher fetziger Absonderung am rechten Auge. Schutzverband des linken; rechts Eisumschläge im Anfang und Reinigung. Nach 10 Tagen Abschwellung, so dass man zur Pinselung erst mit Blei, dann mit Silberlösung übergehen konnte. Heilung. Ursache der Kolpitis infantilis unbekannt.

2) Die 2j. Elise B. wurde am 24/8. 1877 von Herrn Dr. PLONSKI gesendet mit diphtheröider Blenorrhöe des linken Auges. Das Kind leidet an Kolpitis seit 14 Tagen und seit längerer Zeit an Rhachitis, weswegen Salzbäder angewendet wurden. Die Mutter ist seit langer Zeit vom fluor albus behaftet. — Das rechte Auge blieb unter dem Schutzverbande frei; das linke wurde mit Eisumschlägen und, als hierbei die Schwellung zunahm, erfolgreich mit warmen Umschlägen behandelt; nach ungefähr 10 Tagen mit Einpinselung, erst von Blei-, später von Silberlösung, was wochenlang fortgesetzt werden musste. Noch nach 3 Monaten war ein geringes Herabhängen des linken Oberlides zu beobachten.

Aehnliche Fälle sind schon früher, wiewohl nicht häufig, bei uns zur Beobachtung gekommen.

II. Gonorrhöische Bindehautentzündung.

3) 8/10. 1877 kam ein 29j. Mann wegen einer seit 3 Wochen bestehenden Augenentzündung. Beiderseits besteht starke Schwellung der Lider, reichliche Eitersecretion, beiderseits starke Wucherung der Bindehaut, namentlich des Umschlagstheiles; rechts Irisvorfall nahe dem medialen Hornhautrande. Durch objective Untersuchung wird sofort Gonorrhöe constatirt. Patient litt im Juli und Aug. 1877 an leichter Entzündung des linken Auges, die er, einem ihm gegebenen Rath zufolge, mit seinem Urin wusch, wonach es besser wurde. Vor 5 Wochen extramatrimonialer Coïtus; 3 Tage danach Gonorrhöe. Zufällig recidivirte kurze Zeit danach die linksseitige Augenentzündung. Sofort liess er seinem Auge die Waschung mit seinem Urin angedeihen. Nunmehr wurde die Entzündung sehr heftig und ergriff auch das rechte Auge.

Kalte Umschläge, Pinselungen mit Silberlösung, später mit miligirtem Stift (1:3), rechts Verband und Eserin. Letzteres scheint eher schädlich zu wirken; der Vorfall enthält den medialen Theil des Pupillarrandes; der letztere kann durch Eserin weiter in den Vorfall hineingepresst werden. Da trotz der Beseitigung des Eserin die Hervorwölbung des Irisvorfalles und die Schmerzen nicht abnehmen, wird 17/10. die Excision des Irisvorfalls (Abkappung mittelst NOYES's Scheere) vorgenommen, wonach glatte Vernarbung erfolgt.

III. Diphtherie der Bindehaut.

In den Jahren 1876 und 1877 kamen 124 neue Fälle von Blenorrh. neonat. in Behandlung, 9 Fälle von Blenorrh. und Diphtherie der Erwachsenen, wovon 7 sicher genorrh. Ursprungs, aber nur 4 nicht sehr schwere Fälle von sporadischer Diphtherie bei Kindern*), die sämmtlich bei kalten oder warmen Umschlägen geheilt wurden. Allerdings wurde ein Kind mit bereits vollendeter Phthisis bulbi utriusque ex Diphtheria in die Poliklinik gebracht.

IV. Keratitis circumscripta durch Chinin geheilt.

4) Frau S., eine junge, anscheinend sonst völlig gesunde Dame, von Herrn Dr. NATHANSON wegen Keratitis 20/8. 1877 gesendet, zeigt links, bei sehr starkem Reizzustand, eine oberflächliche, umschriebene, vom Rande ausgehende und gefässähnlich verästelte, grauliche Parenchymtrübung (Perineuritis cornealis?), welche dem gewöhnlichen Verfahren, dem Atropin, wie auch dem Eserin, wochenlang Widerstand leistet. Da die Anfälle der Ciliarneuralgie schliesslich einigermaassen typisch waren, wurden 3 Dosen von 0,5 Chin. sulf. verordnet und hierdurch sofort und dauernd der Reizzustand beseitigt.

V. Hornhautabscess

(Ulc. serp.) wird neuerdings vielfach mit Eserin behandelt. Einzelne Autoren schreiben diesem Mittel (allerdings nicht ohne Widerspruch von anderer Seite!) eine antiseptische Wirkung zu, dem Atropin eine schädliche Beeinflussung des Leidens. Atropin kann aber in vielen Fällen schlechterdings nicht entbehrt werden. Eserin darf da, wo es indicirt ist, nicht zu lange fortgebraucht werden.

5) Der 55j. P. aus Zechlin, der vor 25 Jahren durch Entzündung die Sehkraft des rechten Auges eingebüsst und vor 8 Tagen beim Steinklopfen eine Entzündung des l. sich zugezogen, kam 14/4. 1877 zur Aufnahme. Beiderseits alte Thränenschlauchblenorrhöe. Rechts Finger in 4', Leucoma centr. adhaer.

Links Sn CC in 15', centraler Abscess der Hornhaut von 1''' Durchmesser mit zahlreichen hinteren Synechien der engen Pupille. Energische Atropinisirung bewirkt zunächst eine liegende Katzenpupille, am folgenden Tage Mittags sind nur noch die oberen Synechien vorhanden, Abends ist die Pupille maximal erweitert und rund, der

*) 1 aus der Clientel des Herrn Stabsarzt Dr. FUHRMANN, 1 aus der des Herrn Dr. ALTMANN.

Reizzustand geschwunden. 25/4. mit kleinem Hornhautfleck geheilt entlassen (+ 6 D Sn $1^1/_2$ in 6". Links, nachdem 17/4. die Iridectomie nach innen verrichtet worden, mit + 6 D Sn 3 in 6".)

6) Caroline R., 27 Jahre, aus Wolskendorf, die seit Jahren an „Thränen" leidet und 14 Tage zuvor eine Prellung des rechten Auges durch einen Zweig erlitten, gelangt 10/11. 1877 zur Aufnahme. Beiderseits Thränensackleiden. Linkes Auge sonst normal, Sn $1^1/_2$ in 8". Rechts Finger in 1'. Centraler Hornhautabscess von 5 Mm. Durchmesser; gleichmässig gelbes Hypopyon füllt genau die untere Hälfte der Vorderkammer. Sofortige Spaltung des rechten unteren Thränenröhrchens und Sondirung, die leicht gelingt, aber eine blossliegende Knochenstelle nachweist. Danach Eserineinträufelung. Am folgenden Tage Keratomie nach SAEMISCH: während der Vollendung des Schnittes quillt eine fest zusammenhängende, dicke gelbe Eitermasse von der Grösse einer kleinen Erbse durch die Wunde. Verband, Eserin. Das Hypopyon kehrte nicht wieder, obwohl die Wunde nicht wieder eröffnet ward. Am 3. Tage nach der Operation wurde, da die Exsudativmembran, welche die untere Hälfte der Pupille verschloss, dichter zu werden schien, Eserin durch Atropin ersetzt. Bei der Entlassung, 4 Wochen nach der Operation, waren die oberen $^2/_3$ bis $^3/_4$ des Papillarandes frei, der untere Quadrant durch eine grauliche Membran mit der Linsenkapsel verklebt. Sn CC: 15', mit stenop. Spalte und + 6 Sn $1^1/_2$ in 5".

VI. Keratomalacie

bei kleinen Kindern (im Säuglingsalter), von ebenso letaler Bedeutung für die Augen wie für das Leben, kam 1876 vier Mal, 1877 aber 7 Mal zur Beobachtung.

In Prof. SAEMISCH's vortrefflicher Bearbeitung der Hornhautkrankheiten (Handbuch der Augenkr. IV., 1., 286) wird lediglich A. v. GRAEFE's Arbeit über diese Affection (Arch. f. Ophth. XII., 2, 250) reproducirt. Die von v. GRAEFE, KLEBS, (l. c.) und HIRSCHBERG (Berl. klin. Wochenschr. 1868, No. 3) als Ursache angenommene Encephalitis interstitialis ist durch die neueren Untersuchungen von JASTROWITZ hinfällig geworden, da dieser die Fettanfüllung der Neuroglia-Elemente bei kleinen Kindern und jungen Thieren als physiologisch nachgewiesen. Prof. FÖRSTER (im Handbuch v. GRAEFE und SAEMISCH VII., 1., 225) giebt eine kurze, aber gründliche, auf eigene Beobachtung basirte Beschreibung der Hornhautaffection.

Die anatomische Grundursache der Hornhautschmelzung ist noch unbekannt, die physiologische ist unzweifelhaft schlechte Ernährung, öfters directe Vernachlässigung der elenden Päppel-Kinder. In der guten Privatpraxis kommt das Leiden fast gar nicht vor, das an sich nicht gerade häufig, bei uns besonders bei plötzlicher Steigerung der Temperatur in mehreren Fällen zur Beobachtung zu kommen pflegt. Interessant ist die klinische Thatsache, dass überstandene Blenorrhoea neonatorum, selbst leichtester Art, eine Prädisposition zu begründen, einen locus minoris resistentiae zu schaffen scheint.

Die Notizen über diese Fälle sind, wie selbstverständlich, leider ziemlich unvollständig.

7) Hedwig B., 5 Monate alt, wurde 21/6. 1876 aus der Poliklinik des Königin-Augusta-Hospitals der unsrigen überwiesen. Seit Febr. d. J. leidet das Kind an Brechdurchfall, seit 8 Tagen an den Augen. Links besteht nach aussen und unten, ohne jede Spur von Entzündungssymptomen, weissliche Necrose eines Viertels der Hornhaut, mit Irisvorfall; rechts nur unbedeutende Erosionen der Hornhaut. Beiderseits ist die Bindehaut trocken, leicht faltbar, besonders links mit weisslichen glanzlosen Schüppchen am lateralen Hornhautrande.

Das Kind ist sehr elend, fast stimmlos. Tonica, laue Umschläge, Atropin, Verband. 1/7. Besserung des Allgemeinzustandes. 3/7. Rechts beginnt Randvascularisation der Hornhaut. 7/7. Das rechte Auge ist reizlos, die weisse necrotische Hornhautsubstanz abgestossen und durch einen bräunlichen Irisvorfall ersetzt. Die Pupille ist maximal erweitert und schwarz. Der Durchfall begann wieder zuzunehmen und führte bald den tödlichen Ausgang herbei.

8) Malwine G., 7 Monate alt, wird 28/7.1876 gebracht. Vor 3 Wochen wurde das Kind von Brechdurchfall ergriffen und lag wie todt da; nach 3 Tagen wurde das rechte Auge ergriffen; seit 4 Tagen ist das letztere angeschwollen, während der Brechdurchfall aufgehört hat. Das rechte Auge zeigt Keratomalacie im Uebergang zur Panophthalmitis. Der Bulbus ist leicht vergrössert, die Augapfelbindehaut geschwollen, scharlachroth, von den Lidern eingeklemmt, die Hornhaut kegelförmig, ihr Lidspaltentheil durch Substanzverlust stark verdünnt und vorgebaucht (Keratocele in ulcere). Grosses Hypopyon.

Das Kind ist elend, apathisch. Tonica, warme Umschläge. 1/8. Conjunctival- und Lidschwellung geringer, Irisvorfall. Das Kind ist besser genährt. Ausgang unbekannt.

9) Willy M., 10 Wochen alt, 19/7.1876 von Herrn Dr. Daneil gesendet. Es ist ein sehr elendes Kind, das Brechdurchfall und Hautausschlag überstanden und dabei wie todt da lag, mit halb offenen Augen. Vor 14 Tagen hatte die Mutter zuerst einen gelben Fleck auf dem rechten Auge bemerkt.

St. pr. Rechts keratocele neuroparalytica im Lidspaltentheil. Tonica, Verband, laue Umschläge, Atropin. 27/7. Beginn der Heilung, Besserung des Allgemeinbefindens, 21/8. geheilt entlassen, das Kind nimmt an Gewicht zu.

10) Am 4/6. 1876 kommt eine taube Frau, und giebt an, dass ihr schwächliches, durch Päppeln ernährtes 5wöchentliches Kind seit 5 Tagen Veränderungen an den Augen zeige. Als das Tuch auseinander geschlagen wird, zeigt sich, dass das elende Kind soeben verstorben war. Nach Angabe der Mutter soll es beim Verlassen der Wohnung noch geröchelt haben. Beiderseits totale Hornhautnecrose ohne Bindehautaffection.

11) Elise K., 5 Monate alt, 14/1. 1876 von Herrn Dr v. Sobbe gesendet. Elendes, heiseres, mit Hautausschlag behaftetes Kind. Die Augenaffection ist erst Tags zuvor von den Eltern bemerkt worden! Beiderseits grosser Irisvorfall im inneren unteren Quadranten der Hornhaut auf Basis von völlig reizloser Hornhauterweichung.

12) Max W., $^1/_4$ Jahr, 18/2. 1877, bds. totaler Irisvorfall ex Keratomalacia.

13) Alwine S., 5 Monate alt, sogen. Siebenmonatskind, elend, schwach und heiser, zeigt seit zwei Tagen eine Veränderung der Augen: 9/2. 1876 bds. Necrose des Lidspaltentheils der Hornhaut und der daran grenzenden Partien, in Gestalt eines unteren Ringabscesses, ohne jede Absonderung oder Reizung der Bindehaut.

14) Marie R., 11 Wochen alt, sogen. Siebenmonatskind, an Hautabscessen leidend, zeigt links partielle Keratomalacie. Endausgang unbekannt.

15) Rosalie P., 15 Wochen alt, wird 13/5. 1877 gebracht mit Keratomalacie und mittelgrossem Irisvorfall des rechten Auges; 24/5. beginnt die Keratomalacie des linken; 11/6. Exitus letalis.

16) Walter S., 9 Monate alt, elendes heiseres Kind, wird 27/5. 1877 gebracht mit Keratomalacie nebst Irisvorfall des rechten Auges. Endausgang unbekannt.

17) Am 11/5. 1877 werden die unehelichen Zwillingsbrüder Otto und Louis S. gebracht, beide mit Icterus und Blenorrh. neonat. behaftet. Von letzterer werden beide binnen 8 Tagen mittelst der üblichen Therapie befreit. Am 22/6. bringt die Haltefrau die Kinder wieder: Otto ist elend und abgemagert, seine Augen gesund. Louis ist bis auf die Kochen abgemagert und zeigt links Keratomalacie, am folgenden Tage ist das rechte Auge in der gleichen Weise ergriffen, der Tod imminent. — Prof. Saemisch citirt nach v. Graefe, dass das

zweite Auge erst im Verlaufe von einigen Wochen ergriffen wird. Dies ist keineswegs die Regel, kaum der häufigere Fall.

VIa. Neuroparalytische Keratitis.

18) Justine G., 53 Jahre alt, unverheirathet, kam 15/12. 1874 mit einer seit September 1873 bestehenden vollständigen und absoluten Lähmung der sensiben Aeste des rechten Trigeminus, mittlerer Ptosis und Lähmung des Oculomotorius, des Abducens und des N. opticus (Atroph. complet.) des rechten Auges, das äusserlich vollkommen normal erscheint. Hornhaut durchaus klar, Tension herabgesetzt. (Vgl. Dr. Hirschberg, Centralbl. f. d. med. W. 1874.) Das linke Auge ist gesund.

Patientin wurde Jahre lang regelmässig beobachtet. Die Hornhaut blieb durchaus klar trotz der completen Anaesthesie. 2/8. 1877 kam sie mit einer seit 8 Tagen bestehenden neuroparalytischen Hornhautentzündung. Es besteht noch mittlere Ptosis des rechten Oberlides, die rechte Hornhaut ist vollständig anaesthetisch. Pericornealinjection, diffuse interstitielle Trübung der halben Cornea. Die Trennungslinie zwischen der trüben und der klaren Hornhauthälfte verläuft schräg durch das Centrum von aussen oben nach innen unten. Dicht neben dem Centrum, innerhalb der Trübung sieht man eine feine Erosion von 3—4 Mm. Ausdehnung. Von aussen unten beginnen kurze radiäre Gefässe den Hornhautrand zu überschreiten. Laue Umschläge, Verband, Atropin. Die Affection verlief sehr chronisch. 22/8. ist die Erosion zu einem mässig tiefen Geschwür der Hornhaut von 5—6 Mm. Durchmesser mit Hypopyon vorgeschritten. Pericornealinjection, mässige Schleimabsonderung, T. etwas herabgesetzt. 5/9. Schwellung der Conj. tarsi sowie Schleimabsonderung gering. Conj. bulbi nicht geschwollen; mässige Pericornealinjection, die sich in Gestalt eines dichten scharlachrothen Pannus auf den unteren äusseren Quadranten der Hornhaut fortsetzt und hineinzieht bis in den Grund des stark vertieften, etwas vergrössten paracentralen Geschwürs. Einzelne radiäre tiefe (parenchymatöse) Blutgefässe sind längs des ganzen Hornhautumfangs zu bemerken. Hypopyon, Pupille unter Atropin nur mittelweit, keine subjectiven Reizerscheinungen. Bald trat Porferation des Hornhautgeschwürs ein. 29/9. ist der Irisvorfall verheilt, es besteht noch ein flacher Substanzverlust in der Hornhaut. Die letzte tolerirt jede Berührung, während die Wangenhaut nicht mehr vollkommen anaesthetisch ist. Das innere obere Drittel der Hornhaut ist ziemlich klar, aber von feinen Gefässen durchzogen.

24/10. Beginn eines kegelförmigen Stuphyloms. Ende 1877 war dasselbe ausgebildet, jede Entzündung geschwunden.

Der späte Beginn (3 Jahre nach Eintritt der Anaesthesie!) und der langsame Verlauf dieses Falles sind sehr bemerkenswerth. Das klinische Bild gleicht der mitunter Jahre lang nach dem Beginn von Facialis-Lähmung (Lagophthalmus) eintretenden Hornhautdestruction (Vgl. Hirschberg, Beiträge I p. 15), und ist durchaus verschieden von der gewöhnlichen, durch Trauma bedingten, acuten Form der neuroparalytischen Keratitis, welche dem bei Thieren durch experimentelle Trigeminusdurchschneidung hervorgerufenen Processe ähnlich ist. (Vgl. Hirschberg, berl. kl. W. 1868, N. 48 ff*).

VII. Granuloma iridis mit Erfolg für die Sehkraft geheilt.

19) Am 7/4. 1877 wurde die 5jährige Anna S. von Herrn Dr. Lemp der Klinik überwiesen. Im Januar d. J. hatte das Kind die Masern überstanden, welche von einer Entzündung des r. Auges gefolgt wurden. Der rechte Bulbus ist sehr weich. Eine flache granuläre Geschwulst wächst aus einer grossen Narbe der Hornhaut hervor. Die Geschwulst wird mit der Scheere abgekappt. Man sieht im unteren Theil eines grossen Centralleukoms der Hornhaut den weichen röthlichen Boden der Neubildung. 26/4. muss die Abtragung wiederholt werden, da die Granulation wiedergewachsen war.

28/8. 1877. Form und Spannung normal, Lichtschein erhalten. Projection unrichtig (? bei einem 5jährigen Kinde). Hornhaut klar bis auf das umschriebene Lecoma adhaerens. 30/8. Iridectomie mit der Lanze nach aussen oben. Heilung reizlos. Die künstliche Pupille ist gut durchsichtig. 18/12. zählt das Auge die Finger auf 3 Fuss.

VIII. Iridodialysis traumat. mit Nachblutung in Vorderkammer und Glaskörper.

20) Am 29/3. 1877 gelangte die 14jährige Alice S. zur Aufnahme, nachdem ihr Tags zuvor eine „Lerche" (Kinderspielzeug, mittelst Centrifugalkraft fortgeschleuderter Blechstreifen), gegen das linke Auge geflogen.

L. Pericornealinjection, Erosion der Augapfelbindehaut, ausge-

*) Pferdehufschlag bewirkt Bewusstlosigkeit bei einem 10j. Knaben; nach 8 Tagen Beginn des Keratitis, nach 14 Tagen Ulcus von $2^1/_2$''' Ausdehnung in der unteren Hornhauthälfte neben Anaesthesie des Trigeminus etc.

dehnte Dialyse der unteren Irisperipherie, so dass die untere Hälfte des Pupillarrandes geradlinig gestreckt verläuft. Sn 3 in 6—8". On.

30/3. erfolgt nach einer Stuhlentleerung eine Blutung auf den Boden der Vorderkammer; 31/3. ist schon mehr als die untere Hälfte der Vorderkammer mit Blut gefüllt. Eis, Atropin, Verband. 1/4. scheint die Blutung coagulirt und contrahirt, 2schichtig; der untere Pupillarrand ist wieder sichtbar. 4/4. die Blutung wird von Tag zu Tag kleiner, das Kammerwasser ist haemorrhagisch gefärbt, Finger werden nicht gezählt. Leichte Schmerzen, die 6/4. wieder schwinden; 7/4. Glaskörpertrübung (haemorrhagischer Natur) muss wegen der mangelhaften Function (Finger 1') und wegen der Undurchleuchtbarkeit der weiten Pupille angenommen werden. T—$^1/_2$. 13/4. Ein hell reflectirender Körper ist im Glaskörper sichtbar. 28/4. Finger werden besser gezählt, der obere Theil des Glaskörperraums ist durchleuchtbar. 24/5. Finger in 9', Schweigger 0,75 mit + 6 D in 7".

Der Augengrund erscheint roth, aber dicke Trübungen flottiren im Glaskörper; Papille soeben sichtbar, keine Aderhautruptur. 28/9. Sn L. in 15', — 1 D Sn XVIII:15', Sn $1^1/_2$ in 6", E, G.F. frei. 25/4. L. Sn XX:15', — 1 D. Sn XV in 15'; Sn $1^1/_2$ in 6". R. Sn LXX:15'. Im aufrechten Bilde verticale Blutgefässe mit — 2 D, horizontale mit — 4 D deutlich: Ast. h. Mit + 1 D oder 1,5 D cyl. (Axe vertical) Sn XXX:15'.

Zusatz: Dr. Imre, (Vgl. Centralbl. f. Augenh., 1877, Dez. N. 15) hat die Punction der traumatischen Irisblutungen dringend empfohlen. Wir haben von der exspectativen Behandlung meistens die besten Resultate erlebt.

IX. Iridochoroiditis in zwei Generationen.

21) Herr M. K., 55jähriger Landmann aus Pommern, stammt aus einem slavischen Dorf, wo die Einwohner nur unter einander heirathen. Blutsverwandtschaft der Eltern wird bestritten. Der ungewöhnlich kräftig gebaute Mann ist seit 20 Jahren augenleidend. Die Augen sind reizlos; Hornhaut klar; Pupille eng, rund, durch weissen Exsudatstreifen mit der getrübten Linse verwachsen. R. S = $\frac{1}{\infty}$, L. $\frac{1}{100}$. Am 8/3. wird rechts oben, ohne Narcose, der Lappenschnitt am Hornhautrande wie zur Staarextraction verrichtet. Durch den weiten Schnitt gelingt es in der Wunde mit der geraden Pincette die Iris zu fassen und ein Colobom von 7 Mm. grösster Breite, mit nach oben divergirenden Schenkeln, anzulegen, während ein schmaler Pupillarsaum auf der Linsenkapsel haften bleibt. Die Peripherie der Linse ist durchsichtig. Die Heilung erfolgte reizlos,

Finger wurden auf 6 Fuss gezählt. $\left(S = \frac{1}{30} \text{ statt } \frac{1}{\infty}\right)$. Am 20/3. wurde links oben ohne Narcose ein etwas weniger breiter Schnitt am Hornhautrande angelegt und ein regelmässiges Colobom von circa 6 Mm. Breite gebildet. Der Sphincter wird mit excidirt; nur der Exsudatstreif blieb an der Linsenkapsel. Die Linsentrübung war auf das Centrum beschränkt; das Auge zählte bei der Entlassung, 2/4. 1877, Finger auf 14 $\left(S = \frac{1}{13} \text{ statt } \frac{1}{100}\right)$ und erkannte mit + 6 Jäg. 14. Gesichtsfeld frei.

22) Anna K., 21 Jahre alt, Tochter des vorigen, zeigt dasselbe Augenleiden. Anna's Eltern sollen nicht blutverwandt sein. Patientin erscheint durchaus gesund, frei von jeder dyscrasischen Erkrankung. Sie ist seit 2 Jahren augenleidend. Die Augen sind völlig reizlos. Das rechte zeigt im innern unteren Quadranten der Hornhaut einen Narbenfleck. Auf beiden Augen ist die Pupille rund, aber unbeweglich, ein weisser Exsudatstreif an der inneren Hälfte der Pupille schon ausgebildet. Die Papilla optica erscheint verwaschen, nicht excavirt, die Netzhautvenen erweitert. Beiderseits Tn, GF. frei, CC:15', Sn 3 in 5'.' Frictionscur. 16/3. R. Sn L. in 15', Sn 2 in 6'', L. Sn C:15', Sn 2 in 6''. Obwohl die Besserung der Sehkraft nicht zu verkennen, wird doch, zumal besonders links der Druck erhöht und die Hornhaut leicht rauchig ist, 20/3. links und 26/3. rechts eine Iridectomie von ca. 5—6 Mm. Breite mit dem Schmalmesser angelegt. 5/5. R. Sn L. in 15', L. LXX:15'.

X. Iridochoroiditis specifica.

23) Herr L., 33 Jahre alt, gelangte 14/2. 1877 zur Aufnahme. Vor $3^1/_2$ Jahren hatte sich Patient ein ulcus durum zugezogen, Juni 1875 wurde das rechte Auge trübe und mittelst Schmier- und Schwitzcur behandelt. In der letzten Zeit hat Patient keinerlei Curversuche gemacht, bis die fortbestehende Entzündung den Gebrauch des gesunden Auges zu behindern anfing. Das linke Auge ist normal; das rechte auf Lichtschein reducirt — seit 3 Monaten. Es besteht Pericornealinjection, feine rauchige und streifige Trübung der Hornhaut, circuläre Synechie der engen nicht durchleuchtbaren Pupille, welche durch einen Bindegewebsstreifen mit der Kapsel verlöthet ist. Atropineinträufelung vermehrt die Reizung*) und wird aus-

*) Auch bei Iritis acuta mit zahlreichen hinteren Synechien, welche regelrecht mit Atropin und Frictionscur behandelt wird, lässt öfters die Entzündung erst nach, wenn man das Atropin fortlässt.

gesetzt. Frictionscur. 16.4. ist die Sclera weiss, Finger in 2' excentrisch nach aussen. Auffällig war die Nachbesserung. 18.6. Finger in 4' und excentrisch nach aussen in 8', Papilla optica undeutlich sichtbar.

XI. Verletzung des Ciliarkörpers.

24) Das sehr kurzsichtige Frl. H. H. wurde 20/3. 1877 Nachm., als sie mittelst eines hebelartigen Korkziehers eine Seltersflasche öffnen wollte, von dem abgesprengten Flaschenhals an der rechten Wange und am rechten Auge schwer verletzt und suchte sofort die Klinik auf. Eine scharf geschnittene Wunde zieht horizontal über die lateralen 3/4 der Hornhaut und noch 5 Mm. weiter durch den ciliaren Theil der Sclera, woselbst Glaskörper in der Wunde liegt. Die laterale Hälfte der Iris ist colobomatös gespalten, die Linse getrübt. Patientin wurde sofort verbunden und gebettet. Die Heilung erfolgte reizlos. Da Patientin die fortgesetzte Rückenlage schlecht vertrug, wurde ihr am 25/3. das Aufstehen bei verbundenem Auge gestattet; aber danach vermehrte sich der Schmerz und das laterale Ende der Scleralwunde klaffte stärker. Nunmehr ertrug die Kranke wochenlang die Rückenlage mit grösster Geduld und blieb 6 Wochen in der Klinik. Die Wunde heilte vollkommen glatt und linear, freilich mit Synechia anterior.

Zu Hause blieb die Patientin noch Monate lang ruhig im verdunkelten Zimmer. Der vorsichtig unternommene Versuch sie allmählich an's Licht zu gewöhnen schlug fehl. Es bestand eine grosse Reizbarkeit gegen Licht, verbunden mit neuralgischen Beschwerden, welche sich auch dem guten Auge mittheilten. Solange aber keine materiellen Veränderungen sichtbar waren, glaubten wir die Enucl. des rechten Auges vermeiden zu müssen, zumal jeder Versuch einer Accommodationsanspannung ausgeschlossen war.

Am Abend des 14/7. war plötzlich Pericornealinjection des verletzten Auges eingetreten, Vascularisation der von der Synechia anterior eingenommenen Hornhautstelle und von der Synechia ausgehend eine vorspringende Falte des unteren Irisquadranten. Jetzt wurde sofort 15/7. Morgens die Enucleat. des rechten Auges vorgenommen. Das linke war und blieb normal.

Die anatomische Untersuchung des rechten Augapfels zeigte Axenverlängerung, Cyclitis, Linsentrübung und hochgradige Abhebung des Glaskörpers von der Netzhaut.

XII. Coloboma choroïdis et retinae.

In dem neuesten Heft des Arch. f. Ophth. (XXIII, 4, 1877) veröffentlicht Prof. SCHMIDT-RIMPLER 2 Zeichnungen der Gesichtsfelddefecte bei Coloboma choroïdis. Die ersten genauen Zeichnungen dieser Gesichtsfelddefecte sind in demselben Arch. (XXI, 1, 179 a. 1875) von Dr. HIRSCHBERG mitgetheilt. In allen Fällen von Colobom der inneren Augenhäute bei Erwachsenen oder bei zur Prüfung geeigneten Kindern haben wir vollständigen Defect der lichtempfindlichen Retina in der Ausdehnung des Coloboms feststellen können; wenigstens war der Patient in der genannten Ausdehnung blind für hellbeleuchtete weisse Papierstückchen.

Dr. TALKO bezweifelt in ZEHENDER's Monatsbl. (Dez. 1877) das Vorkommen des centralen Coloboms (Dictyoschisma centrale, Dr. HIRSCHBERG l. c.). Dies dürfte wohl nur daher kommen, dass Dr. T. diese seltene Form noch nicht beobachtet hat. Von einer Verwechselung mit flachen Choroïdalveränderungen ist gar keine Rede, aber auch durch secundäre Schrumpfung vertiefte Aderhautheerde im Centrum, die T. nicht erwähnt, zeigen ein ganz anderes Verhalten.

25) Frau S., 70 Jahr alt, aus Potsdam, kommt 29/10. 1877 wegen einer Sehstörung des rechten Auges, die seit einem Jahr besteht.

Rechts $H_{m} = 2$ D; mit + 1,5 D Sn CC in 15'; mit + 5 D Sn 3 in 12", On. Links ist in der Gegend der Macula lutea eine helle mit einzelnen Pigmentpunkten versehene Figur von etwa 4 Mm. Breite und 2 Mm. Höhe zu sehen, deren Centrum gegen den Rand etwa um 0,6 Mm. vertieft ist. Der Rand wird mit — 2 D, der Grund mit — 4 D scharf im aufrechten Bilde gesehen. Das Auge zählt excentrisch Finger auf einige Fuss. Genau um den Fixirpunkt ist ein Defect im Gesichtsfeld von 2—4 Grad Ausdehnung. — In dem Fall des Dictyoschisma centrale war die S. des anderen Auges normal, das befallene seit Kindheit schwachsichtig und divergirend, die hell elliptische Figur lag mehr nach unten vom Fixirpunkt, war mindestens um 1 Mm. vertieft und zeigte im Grunde eine eigenthümliche (sclerale) Vascularisation, der Gesichtsfelddefect lag gerade oberhalb des Fixirpunktes.

Eine merkwürdige Combination von Colob. chorioïd. et ret. mit Ret. pigmentos. verdient noch an dieser Stelle kurze Erwähnung.

26) Gustav K., 7 Jahr alt, wird 15/4. 1877 gebracht. Die Eltern sind beide gesund und ebenso die beiden Geschwister von Gustav.

Der Knabe zeigt Rechts einen angeborenen Irisspalt nach unten, eine seichte Einkerbung des unteren Linsenrandes, einen mittelgrossen Spalt der Ader- und Netzhaut, der 4—5 Mm. unterhalb des Sehnervenrandes beginnt, die gewöhnliche ovale Form besitzt und nach vorn zu so weit reicht, dass die Grenze noch eben mit dem Augenspiegel sichtbar ist. Links ist die Iris normal. Im Augengrund, ungefähr 6—8 Mm. unterhalb des Sehnerven, ein umschriebenes Colobom der Ader- und Netzhaut von ca. 4 Mm. Durchmesser. Der Sehnerv ist beiderseits bleich und trübe; beiderseits bestehen in der Peripherie des Augengrundes zahlreiche weisse und schwärzliche Stippchen. Wegen Nachtblindheit wird der Knabe gebracht.

XIII. Aderhauttuberkel.

27) Ein 4jähriges Mädchen, das seit 3 Wochen fiebert, an Kopfschmerz und Appetitmangel leidet und abmagert, wird 17/2. 1877 von Herrn Dr. G. Behrend in die Poliklinik gesendet. Die Augen sind äusserlich normal und von guter Sehkraft. Beiderseits besteht zarte aber deutliche Neuritis opitica, kenntlich durch leichte Verschleierung der Papillargrenze und starke Hyperhaemie der Netzhautvenen, links etwa 5 Mm. oberhalb der Pupille ein isolirter Aderhauttuberkel von etwa $^1/_4$ Mm. Durchmesser. Keine Krämpfe oder Lähmungen. „Am 20. Febr. vorübergehende Krämpfe, Mitte März ist der vollständige Symptomencomplex der Meningitis — Pulsverlangsamung, Erbrechen, Verstopfung, Apathie etc., woraus Sie mit Genugthuung die Richtigkeit Ihrer Diagnose entnehmen können. Schade, dass dieselbe in solchen Fällen mit dem Todesurtheil gleichbedeutend ist.“ (Aus einem Briefe des Herrn Collegen B.)

20/3. †. Section war nicht zu erlangen. Der Fall wird mitgetheilt, um zur Vorsicht in der Kritik zu mahnen. Wie viele Krankengeschichten der Art hat Bouchut mitgetheilt und mit einen „einsamen Tuberkel“ bei vielen Fachgenossen mehr Spott als Beistimmung erfahren!

XIV. Melanosarcoma choroïdis.

28) Herr M., 61 Jahr alt, von Herrn San.-Rath Dr. Hildebrand der Klinik überwiesen, kam 17/7. 1876 mit der Klage, dass er seit dem Herbst des Jahres 1875 an Flimmern und seit Mai 1876 an Sehschwäche des linken Auges leide.

Rechts mit — 1,5 D Sn XX in 15′; Sn $1^1/_2$ in 10″; Gesichtsfeld frei. Links mit — 1,5 D Sn L in 15'; Sn VI$^{1}/_{2}$ in 10". Gesichtsfeld von innen her beschränkt; Spannung normal; Auge reizlos. Der Augenspiegel zeigt links von aussen her Netzhautablösung. Hourteloups und Bettlage verordnet. Die Netzhautablösung nahm langsam zu und eine bernsteingelbe Farbe und pralle Convexität an. 1/8. 1876 wird links mit + 6 D Sn IV in 6" gelesen, die Gesichtsfeldbeschränkung ist von innenher bis auf 10°, von oben her bis auf 20° an den Fixirpunkt herangerückt. 29/8. liest das Auge nur noch Buchstaben von Sn XX in der Nähe. — Nachdem Patient Monate lang ausgeblieben, kehrt er 1/2. 1877 wieder. Seit 8 Tagen besteht Entzündung des linken Auges, welche zunimmt. Die Augapfelbindehaut ist geröthet, die Hornhaut rauchig, die Pupille erweitert, nicht mehr durchleuchtbar, S = o, T + 1. Da an der Diagnose eines intraconlaren Tumor (Sarcom der Aderhaut) nicht mehr gezweifelt werden konnte wird sofort die Enucl. bulbi vorgenommen. Heilung wie gewöhnlich. Febr. 1868, also 1 Jahr nach der Operation, befand sich Patient vollkommen wohl. Die sofort vorgenommene Untersuchung des frischen Präparates zeigt eine polypös aus der Aderhaut hervorwachsende Geschwulst von tintenschwarzer Schnittfläche, von der Grösse eines Wallnusskernes. Die Basis der Geschwulst reicht von der lateralen Aequatorialgegend bis nahe an den Sehnerven heran und ist fest und breit mit darunter liegender Sclera verwachsen. Von hier aus dringt die Geschwulst, bei total abgelöster Netzhaut, schräg nach vorn und erreicht mit ihrer Kuppe fast die Hinterfläche der Linse. Das Präparat wurde dem Assistenten am pathologischen Institut des Herrn Geh.-Rath Virchow, Herrn Dr. Grawitz, übergeben, welcher uns durch die freundliche Mittheilung des folgenden Befundes zu Dank verpflichtete.

„Der Tumor erscheint nach der Härtung in Müllerscher Flüssigkeit als ein vollkommen schwarzer, der Choroïdes mit breiter Basis aufsitzender und von deren hinterem Abschnitte frei in den sonst vom Glaskörper eingenommenen Raum vorragender Pilz. Aussen zieht die Sclera glatt über ihn hinweg, innen hat er die Linse dislocirt, ist aber weder mit der Iris noch mit der Netzhaut irgendwo verwachsen. Als Ausgangspunkt lassen sich mit Bestimmtheit die pigmentirten Bindegewebslagen der Lamina fusca angeben, welche in den Randzonen deutliche Proliferation zeigen, und eine Betheiligung der Sclera an der Kernanhäufung, welche mit blossem Auge nicht zu vermuthen gewesen war. Epithelschicht und Retina sind in die Geschwulstmasse völlig aufgegangen — soweit die Basis des Tumors reicht —

Den Bau des Letzteren anlangend, so ist es ein reines Sarcom mit helleren und braun pigmentirten Stellen, und ziemlich reichlicher Vascularisation. Die pigmentirten Zellen sind wol alle spindelförmig, der grössere Theil der hellen, nicht gefärbten dagegen hat eine mehr runde oder länglich ovale Form, grossen Kern und Kernkörperchen, und ist von einer Zartheit und flachen Gestalt, welche sehr an die Endothelauskleidung z. B. des Peritoneums erinnert."

29) Frau T., 49 Jahr, bemerkte Neujahr 1877 eine runde Kugel im linken Gesichtsfeld, welche roth erschien, die Sehkraft ging allmählich verloren von innen her, Pfingsten erlosch jede Lichtempfindung und stellten sich heftige Schmerzen ein.

30/10. 1877. Rechts $+ 1/_{20}$ Sn XX: 20', $+ 1/_{16}$ Sn $1^1/_2$ in 12". On. Links S = 0. Nach Mydriasis sieht man im linken Auge, bei geradeausgerichteter Blickachse der Patientin, medianwärts 3 zartbernsteinfarbige Buckel zusammenstossen, welche wenigstens zum Theil von Netzhautgefässen überkleidet sind und ziemlich weit nach vorn ragen. Blickt die Patientin nach unten, so erscheint ziemlich hellrother Reflex vom Augengrunde; jedoch sind keine Details mehr sichtbar. Von Wichtigkeit ist, dass die sphaerische Grenzfläche eines nach hinten unten zu convex abfallenden bernsteinfarbigen Buckels bei Bewegungen des Auges ziemlich starr und unverändert bleibt. Die Spannung ist erhöht. An der Diagnose eines melonotischen Aderhauttumors kann nicht gezweifelt werden. Patientin hat ein leicht gelbliches Gesichtscolorit, jedoch ist kein objectives Zeichen einer Affection der Leber, des Magens oder anderer wichtiger Organe nachweisbar.

31/10. E n u c l. b u l b i s i n. Heilung wie gewöhnlich.

„Der sofort von Dr. HIRSCHBERG frisch, im verticalen Durchmesser durchschnittene Augapfel entleert mässig viel gelbliche wässrige Flüssigkeit. In der oberen Hälfte des Bulbus sitzt ein melanotischer Tumor der Aderhaut mit mehr als 10 Mm. langer Basis, vom Sehnerveneintritt bis zum Aequator; springt polypös, in der Höhe von etwa 10 Mm., in's Augeninnere vor und zeigt eine braunschwarze Schnittfläche. Die Neubildung hat in der lateralen Hälfte des Präparates eine stärkere Ausdehnung. Die Netzhaut ist trichterförmig abgelöst; in der lateralen Hälfte des Bulbus liegen ihre beiden Blätter vom Sehnerven ab bis zur Kuppe des Tumors dicht aneinander; vom vorderen Abhang der Geschwulst ab bildet die Netzhaut einen Trichter, der sich weiter von der Neubildung entfernt; die auf dem Durchschnitt fast keulenförmige völlig durchsichtige

Linse mit breiterem oberen, spitzerem unteren Ende, ist an ihrer Hinterfläche grösstentheils von zarter Netzhaut belegt.

Somit erklärt der anatomische Befund die Eigenthümlichkeit des ophthalmoscopischen Bildes, da man durch die gegen die Hinterfläche der Linse gespresste Retina den rothen Augengrund nach unten zu nur gedämpft erkennen konnte und den starren Hauptbuckel der Netzhaut nach oben mit seinen zarten Gefässen nur undeutlich sah. Auch erschien dieser Buckel bernsteinfarben; die Schwärze des dahinter befindlichen Tumors musste gedämpft erscheinen, da zwischen Tumor und Auge des Beobachters 3 Lagen der Netzhaut eingeschaltet waren.

In der medialen Hälfte des Präparates ist die Entwicklung der Neubildung geringer. Nur ganz hinten stellt hier der Netzhauttrichter zwei von oben nach unten gegeneinander liegende Platten dar; schon vor der Kuppe des Tumor geht der Netzhauttrichter über in eine seitlich von rechts nach links zusammengedrückten Raum: so ist begreiflich, wie im medialen Winkel hinter der Linse mehrere Buckel der abgelösten Netzhaut zusammenstiessen. Der Sehnerv ist reinweiss, bei Lupenvergrösserung deutlich fasrig. Keine Spur intraocularer Dissemination oder extrascleraler Verbreitung der Neubildung zu sehen. Die übrige Aderhaut ist vollkommen zart, die Vorderkammer spaltförmig, aber die Irisperipherie nicht mit dem Hornhautrande verwachsen. Das Präparat wurde Herrn Dr. Goldzieher in Buda-Pest übersendet."

XV. Glaucoma.

Ueber die Prognose der Glaucomoperation hat Herr Dr. Hirschberg eine ausführliche Arbeit verfasst, welche demnächst im Arch. f. Ophth. (XXIV., 1, 1878) erscheinen wird, und eine vorläufige Mittheilung bereits in B. Fränkel's D. Zeitschr. f. pr. Med. 1877 No. 45 veröffentlicht, woraus ich die folgenden Notizen entnehme:

„Ich habe die sämmtlichen Fälle ohne Ausnahme, welche ich in den letzten $4\frac{1}{2}$ Jahren wegen Glaucom in meine Klinik aufnahm und fast ausnahmslos operativ behandelte, möglichst lange verfolgt und die Resultate dieser 77 Glaucom-Augen zusammengestellt.

A) Acut entzündliches Glaucom wurde 4 Mal im stadium absoltum, d. h. nachdem längere Zeit jeder Lichtschein erloschen war, vorgefunden, und 17 Mal in noch heilbarem Zustand. Von diesen 17 Fällen lieferte einer ein nicht befriedigendes Resultat; in den übrigen 16 Fällen war das Resultat ein gutes und konnte in 14 durch längere Zeit (bis 4 Jahre) verfolgt werden. Nie folgte chronisches Glaucom nach der Iridectomie des acuten.

B) Chronisch entzündliches Glaucom war 2 Mal absolut, 10 Mal noch heilbar. In 1 Fall trat sehr langsamer Verfall (in 2 Jahren) und nach der zweiten Iridectomie stationärer Zustand ein, 9 Fälle lieferten ein gutes Resultat, das längere Zeit verfolgt werden konnte.

C,a) Beim einfachen Glaucom, wo die Sehschärfe noch nicht unter $^1/_{10}$ gesunken und die Gesichtsfeldbeschränkung noch nicht näher als um 10^0 an den Fixirpunkt herangerückt, war unter 13 Fällen 1 Mal die Operation wirkungslos, indem sie den langsamen Verfall des Gesichtsfeldes nicht hemmte: 2 Mal bewirkte sie einen Stillstand von einjähriger Dauer, nach welcher Zeit eine zweite Iridectomie indicirt schien; 1 Fall, aber von durchaus günstiger Prognose, konnte nur wenige Monate verfolgt werden; in den übrigen 9 Fällen war die Iridectomie dauernd wirksam (von 1—12 Jahren). Die 12jährige Dauer wurde bei einer Patientin constatirt, deren eines Auge von A. v. Graefe operirt worden. Ueber Astigmatismus und Blendung klagten unsere Patienten, die meist nach oben, selten nach unten operirt werden, fast nie. Der corrigirbare Astigmatismus betrug nur $^1/_{20}$ bis $^1/_{24}$ und nahm mit der Zeit ab.

C,b) Wenn bei Gl. sympl. myop. der Gesichtsfelddefect schon den Fixirpunkt berührt, so kann der letztere unmittelbar nach der Iridectomie verloren gehen (1 Fall).

C,c) Von den 9 vorgeschrittenen Fällen mit geringer Sehkraft und zum Theil excentrischer Fixation ist 3 Mal ein bleibender Erfolg zu notiren, 4 Mal guter Erfolg, aber kurze Beobachtungsdauer, 1 Mal sehr langsam zunehmender Verfall, 1 Mal rascherer Verfall, submaligner Verlauf; aber in diesem letzten Fall war nach 4jährigem Bestehen nur S = $^1/_{50}$ und hochgradigste Gesichtsfeldbeschränkung vor der Operation vorhanden gewesen. 3 Fälle waren absolut.

D) Von dem complicirten Glaucom ist das haemorrhagische, aus Netzhautblutungen hervorgehende bekanntermaassen ungünstig, nur bei einem Patienten war die Iridectomie von dauernd befriedigendem Erfolg, während auf seinem zweiten Auge ein acuter Glaucomanfall durch Eserineinträufelungen geheilt wurde. In den übrigen 5 Fällen war der Verlauf ungünstig oder zweifelhaft; die beiden letzten Fälle gehören einem an Diabetes mellitus leidenden Manne an.

E) Unter den 8 Fällen von secundärem Glaucom waren 4 absolut. Von den übrigen 4 hatte einer (nach Synech. ant.) noch leidliche Sehkraft und behielt dieselbe nach der Operation; von den übrigen 3 (1 nach Scleritis, 2 nach Iritis), welche bereits hochgradig amblyopisch waren, wurde bei 2 ein Stillstand, bei dem letzten ein langsam (nach 1 Jahre) zunehmender Verfall der Sehkraft beobachtet.

Die Operation als solche hatte eine Reaction oder Eiterung nie zur Folge; kein arbeitsfähiges Auge wurde durch dieselbe arbeitsunfähig.

Es scheint demnach, dass unsere Glaucom-Patienten ganz gut fahren, wenn wir noch bei der Iridectomie verbleiben, wie sie A. v. Graefe gelehrt hat.“

Fig. 6.

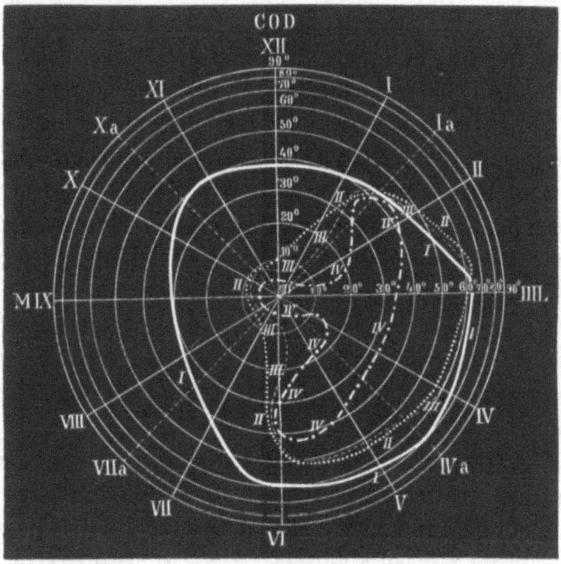

Ohne uns auf die neuerdings so vielfach wieder besprochenen Glaucom-Theorien einzulassen, möchten wir doch bemerken, dass das von A. v. Graefe (A. f. O. XV., 3, 234) ein Mal beobachtete Vorkommen von Chorioretinitis (gesprenkelte Entfärbungen des Aderhautepithels, abnorme Pigmentirungen in dieser Schicht und in der Netzhaut selbst) nach der Iridectomie wegen Glaucoma von uns zwei Mal in diesem Jahre constatirt werden konnte. Der erste dieser beiden Fälle ist auch nach anderer Richtung hin von mannigfachem Interesse.

30) Frau N., 73 Jahr alt, kam 28 5. 1877, als Dr. Hirschberg sich in London befand. Das rechte Auge erkannte Sn L in 15', mit + 6 D Sn $1^1/_2$ in 10" und zeigte eine beginnende Gesichtsfeld-

beschränkung von innen her. (Siehe Fig. 6, wo die ausgezogene, mit I bezeichnete Grenzlinie dem damaligen Status entspricht.) Links $S = \frac{1}{\infty}$. Bds. tiefe und typische Druckexcavation, sonst keinerlei Veränderungen des Augengrundes. Tension beiderseits erhöht, links mehr als rechts. In Abwesenheit von Dr. HIRSCHBERG wurde die Operation einem Fachgenossen übertragen. Dieser machte 29/5. 1877 in der Narcose auf dem rechten Auge nach oben und nach unten je eine Pupillenbildung mit dem Schmalmesser, und auf dem linken, beim Versuch nach aussen mit der Lanze eine Iridectomie zu verrichten, Dialyse des entsprechenden Irisrandes, mit Blutung in die Vorderkammer, weshalb von der weiteren Operation abgestanden wurde.

Als Dr. HIRSCHBERG 6/6. zurückkehrte, fand er links Exsudation in der Mitte der artificiellen Katzenpupille und cyclitischen Schmerz und vollführte die Enucleatio bulbi, da er schon ein Mal in der Klinik eines Fachgenossen nach einer wegen Glaucoma absolutum vollführten Iridectomie eine sympathische Iridocyclitis auf dem anderen sehkräftigen Auge hatte ausbrechen und zur Erblindung vorschreiten sehen.

Das rechte Auge, dessen Tension nicht wesentlich erhöht schien, wurde in sorgfältige Ueberwachung genommen. Die Patientin war einer weiteren Operation ziemlich abgeneigt. Das Auge zeigte ausser der Iridodialysis und der Druckexcavation keinerlei Veränderungen. Es erkannte Sn XXX in 15'; + 2,5 D Sn $1^1/_2$ in 10"; aber das Gesichtsfeld war von innen her stärker eingeengt, bis auf 10° vom Fixirpunkt. (Siehe in Fig. 6 die punktirte, mit II bezeichnete Grenzlinie.) Bei unveränderter Sc nahm Se, wenn auch sehr langsam, so doch stetig ab; der Druck nur wenig zu. Auf eindringliche Vermahnung verstand sich die Patientin zu der neuen Operation.

14/7. machte Dr. HIRSCHBERG in der Narcose die Iridectomie nach oben mit dem Schmalmesser. Der Scleralschnitt ist gross und peripher, die Irisexcision regelrecht, das Colobom 5—6 Mm. breit. Drei Tage lang bleibt das Auge ohne Vorderkammer. Der Bulbus ist gut entspannt.

Mit Cyl. + 1,5 D (Axe horizontal) Sn XXX in 15', + 3 D. sphaer. Sn 2 in 12", + 6 D Sn $1^1/_2$ in 6—7". Aber das Gesichtsfeld ist wenige Wochen nach der Operation noch weiter beschränkt. (Siehe in Fig. 6 die gestrichelte, mit III bezeichnete Linie.) Gleichzeitig treten zahllose helle Stippchen, zu Gruppen vereinigt, im ganzen Augengrunde retrovasculär zu Tage und diese Veränderung nimmt regelmässig zu, während bei unveränderter Sc und nicht erhöhter Spannung das Gesichtsfeld weiter abnimmt zu einem schmalen Längstreifen mitten in der lateralen Hälfte des normalen Gesichtsfeldes, mit einem sehr schmalen horizontalen Fortsatz, der auch noch den Fixirpunkt umgreift. Weder Eserineinträufelung noch Jodkaligebrauch war von wesentlichem Einfluss. Die Unbehilflichkeit der Patientin ist im Zunehmen begriffen. doch wird Ende Jan. 1878 noch feinste Schrift erkannt.

31) Frau R., 68 Jahr alt, seit einem Jahr mit fract. coll. femoris behaftet, sehr übersichtig, aber sonst an den Augen gesund und mit Hilfe ihrer starken Convexbrille bei ihrer Unbehilflichkeit dem Lesen sehr ergeben, erkrankte plötzlich 28/9. 1877 unter Kopfschmerz und Erbrechen an acutem Glaucom beider Augen und wurde 30/9. von Herrn Dr. Wedell in die Klinik gesendet. Bds. Chemosis, Hornhauttrübung, Pupille undurchleuchtbar, T + 2, Finger 2—3'. 1/10. in Narcose bds. Iridect. mit der Lanze. 14/10. bds. + 6 D Sn IV; Netzhautblutungen.

20/11. Der Augengrund zeigt bds. denselben Befund wie beim vorigen Fall (Nr. 27): zahlreiche zu Gruppen zusammengeordnete weisse Punkte und Fleckchen, die entschieden hinter den Netzhautgefässen liegen. Papille nicht excavirt. Keine Gesichtsfeldbeschränkung. 2/12. + 8D Sn 3 in 8" (und mehr), S nimmt regelmässig zu.

Von den complicirten Formen ist die wichtigste, weit schlimmste Varietät das Glauc. haemorrh. Ich will hier über zwei Fälle kurz berichten, die zum Theil schon im 1. und im 2. Heft dieser Beiträge berührt worden sind.

32) Herr R., 64 Jahr alt, aus Berlin, wurde von Hern Geh. Rath Steinthal am 27. September 1875 Herrn Dr. Hirschberg überwiesen.*)

Die Anamnese ergab, dass Patient am 22. September d. J. in Königsberg während des Lesens plötzlich einen rothen Schein und dann eine centrale Verdunkelung des linken Auges bemerkt hatte; Herr Professor Jacobson fand, dass das betr. Auge Finger im Centrum nicht mehr auf 1 Fuss Abstand zählte, während die Peripherie des Gesichtsfeldes frei war, und constatirte eine frische subretinale Blutung an der Macula lutea und nächsten Umgebung bis hart an den äusseren Rand der Papilla, sowie einzelne subretinale Blutungen über und unter der Papilla. Das Auge wurde mydriatisirt, 6 Blutegel und, wegen Bronchocatarrhus senilis, eine Dosis Morphium angewendet. Am andern Tage fand Herr Professor Jacobson einen

---

*) Vgl. d. Beitr. z. pr. Augenheilk. I. p. 34. 1876.

Zwischenraum zwischen Papilla und Bluterguss, die Mitte des letzteren weniger dunkel als den Rand und ein etwas gebessertes Sehvermögen, so dass er dem Patienten die Heimreise gestattete.

Ich selber (Dr Pufahl) fand am 27. September das Auge reizlos, eine Blutung in der Gegend der Macula, und mehrere kleinere in der Umgebung der normalen Papilla; Finger auf $1\frac{1}{2}'$, Peripherie des Gesichtsfeldes frei: und verordnete lediglich Ruhe, eine Dosis Morphium und Aufenthalt im dunklen Zimmer. Abends 7 Uhr erfolgte plötzlich Erbrechen und heftigste linkseitige Ciliarneurose: Blutegel. Am 30. September zurückgekehrt, fand Dr. Hirschberg das Bild einer glaucomatösen Entzündung (mit + 6 mühsam Buchstaben von Jäg. 16; Finger auf wenige Fuss;) Chloralhydrat, wonach eine ruhige Nacht erfolgte.

Am 1. October war das subjective Befinden besser, Nachmittags aber trat heftige linksseitige Ciliarneuralgie ein. Chloralhydrat verschaffte wiederum eine ruhige Nacht; am 2. October wurde Herr R. in die Klinik aufgenommen. Chemosis und diffuse Trübung der brechenden Medien haben zugenommen: 5 blutige Schröpfköpfe am Nacken und zweistündlich eine kleine Dosis Chloralhydrat. Am Abend des 4. October wurden die Schmerzen heftiger, nach unten bestand Chemosis von lymphangoïtischem Charakter; am Morgen des 5. erfolgte ein neuer Anfall von heftigen Schmerzen, die Sehkraft nahm ab. Am 6. nahm Dr. Hirschberg der Schmerzen wegen Punctio corneae vor, hiernach erfolgte ruhiger Schlaf bis 6 Uhr Morgens vom 7. October. Der Augapfel ist entspannt, Pericornealinjection und Chemosis verringert, Hornhaut und Kammerwasser klar, so dass die Irisfaserung deutlich und, zum ersten Mal seit dem 30. Sept., wieder die (nicht excavirte) Papilla sichtbar wird; auch die Sehkraft etwas besser (mit + 6 Buchstaben von Sn XVI in der Nähe, Gesichtsfelddefect innen und unten). Aber schon am Abend desselben Tages traten die Schmerzen von Neuem auf und ebenso die Trübung der brechenden Medien. Am Morgen des 8. besteht Ciliarneuralgie, Pericornealinjection und nach aussen unten auf der Sclera rosenkranzförmige Lymphgefässerweiterung. Die Pupille ist wieder erweitert und träge reagirend, nicht gehörig durchleuchtbar, die vordere Kammer verengt. Nunmehr wird sofort eine breite periphere Iridectomie mit dem schmalen Messer nach unten angelegt. Am 15. October ist das Auge entspannt und frei von Entzündung, T—1, im Glaskörper Flocken sichtbar. Am 17. wurden Finger auf 5 Fuss mit nach unten gerichteter Sehachse gezählt. Am 23. sieht man im Glaskörper zahlreiche, bei focaler Beleuchtung blutroth erscheinende Flocken, in der Netzhaut einzelne dunkle hämatogene Flecken und einen intensiv weissen, lateralwärts von der nicht excavirten Papilla. Am 17. November erkennt das rechte Auge Sn XXX in 15', mit + 12 Sn 2 in 10'', Gesichtsfeld frei, On. Das linke zählt Finger auf 2', am besten nach unten, während noch oben vollständig Defect besteht. Starke Glaskörpertrübungen, besonders unten und ziemlich weit nach vorn; endlich nach unten anscheinend eine ausgedehnte flottirende Netzhautablösung!

Der weitere Verlauf blieb völlig reizlos, der Endausgang war höchst merkwürdig. 26/4. 1877 R. Sn XL in 15', + $^1/_8$ Sn 2 in 10'', Gf. frei, On. L. Finger in 10', + $^1/_6$ Sn VIII in 6'', Gesichtsfeldbeschränkung nach oben und innen. (Oben 25°, O. I. 35°, I. 32°, U.I. 36°, U. 50°, U.A. 65°, A. 70°, O.A. 45°, Skotoma centrale nicht abzugrenzen.) T—$^1/_2$. Papilla optica etwas bleich, aber nicht excavirt. Von derselben geht ein weisser schmaler Streifen aus, welcher in der Netzhaut bogenförmig verläuft (die fadendünne Art. temp. inf. und einen medianwärtsziehenden Ast derselben einhüllend) und in einen hellglänzenden weissen Fleck nahe dem Centrum endigt. Dicht vor der unteren Netzhautperipherie hängen (wie Wolken-Coulissen) blauweisse intensive Trübungsmassen. Netzhautablösung nicht nachweisbar. Vor der Papilla feine Glaskörpertrübung.

Auf dem leider noch so traurigen Gebiete der echten Glaucoma haemorrhagiorum vermag ein solcher Fall immerhin als Ermuthigung zum operativen Eingriff zu dienen. Bisher sind erst drei Fälle von erfolgreicher Operation bei Gl. haemorrh. mitgetheilt worden (Coccius, Becker, Laquer); aber keines war so lange nach der Operation beobachtet worden, wie der unsrige.

Neuerdings ist ein 4. von Prof. Schweigger mitgetheilt worden.

Aber hiermit war die Geschichte dieses merkwürdigen Falles noch nicht abgeschlossen.

7/6. 1877 kommt Patient wieder, klagt über Schlechtsehen des rechten Auges, ferner über Vergesslichkeit und Schwäche der unteren Extremitäten.

Es besteht Arteriosclerosis. Der Harn ist frei von Eiweiss. Rechts Sn L in 15', + 5 D Sn 3 in 10'', + 6 D Sn 2$^1/_2$ in 8''. Gf. wie Papilla normal, Netzhautgefässe eng. Einzelne kleine Netzhautblutungen sind durch die stark verengte Pupille eben sichtbar. Ordin. Extr. Belladon. 0,25, Aq. dest. 15,0, 1 Tropfen ins rechte Auge einzuträufeln.*)

*) Zur diagnostischen Pupillarerweiterung wird bei uns in der Regel nur dünne Belladonnlösung, selten sehr verdünnte Atropinlösung ($^1/_{100}$ der übl. Concentration von 0,05:10,0) verwendet.

8/6. Nachmittags besteht leichte rauchige Hornhauttrübung, der Bulbus ist gespannt. Chloral.

9/6. Chemosis, T + 1. 10/6. Finger auf 10', deutlicher Gl. acutum. Papilla opt. kaum sichtbar; heftige Ciliarneuralgie. Eserin (0,03 : 3,0) 3 Mal täglich eingeträufelt. 11/6. Besserung. Chemosis fast geschwunden, S besser, T fast normal. In der Nacht vom 11—12/6. heftigste Schmerzen. Eserin stündlich und Chloral ordinirt. 12/6. Besserung. Chemosis noch unten sichtbar, Pupille eng und schwarz. Hornhauttrübung geschwunden. 13/6. Allgemeinbefinden und S befriedigend. 14/6. Der Glaucomanfall ist völlig beseitigt. 19/6. Pupille nach dem Fortlassen des Eserins wieder etwas weiter. In der Retina, nicht weit von der Papilla, zahlreiche dunkle Blutungen; auch einzelne weisse Plaques. Links keine frischen Netzhautblutungen.

30/6. R Finger 15', L Sn C : 15', + 4 D Schw. 1,25 in 15 Ctm. R kleine Blutungen im Centrum der Netzhaut und längs der grösseren Blutgefässe derselben, L unverändert

18/8. R + 5 D Schw 0,75 in 15 Ctm.
GF. O 52°, OI 45°, I 50° IU 40°
U 60° UA 85° A 80° OA 52°;

centrale und paracentrale Netzhautblutungen.

21/11. 77 R + 6 D Schw 0,9 in 15 Ctm, $S = \frac{15}{90}$ pp.

Reste von Netzhautblutungen; Art. nasal. inf. ist für eine kurze Strecke — nicht weit von der Papilla — sklerotisch. Feine praeretinale Glaskörpertrübungen. Jan. 1878 ist die Sehkraft des l., operirten Auges noch besser (+ 6 D Sn 2 in 6"); während der rechte Bulbus anfängt härtlich zu werden. Einzelne Netzhautblutungen; beginnende Excavation. G.F. Beschränkung J. U. (30°), + 6 Sn IV in 6".

33) Herr W.*) 52 J., aus der Clientel des Herrn Dr. LOEWENSTEIN. Seit 4 Jahren Diabetes mellitus, seit kürzerer Zeit Albuminurie.

Ambiyopie beider Augen seit 3 Jahren.

a) Ende Nov. 1876 Gl. acut. o. d., $S = \frac{1}{\infty}$. Iridectomie, nur wegen der Schmerzen verrichtet, beseitigt die Entzündung, musste aber später wiederholt und, da der Patient die Enucl. ausschlug, die Extraction der Linse nachgeschickt werden, ehe der Bulbus sich beruhigte.

b) Das linke Auge las Nov. 1876 mit + 6 Sn $1^1/_2$ in 6—7 lang-

*) Vergl. Beitr. II. p. 60.

sam bei fast normalem Gesichtsfeld. (I 60° A 85° etc.) Das Auge ist äusserlich normal, zeigt aber eine zarte grauröthliche Verfärbung der Papilla optica ohne Verschleierung ihrer Grenze, weisse Flecke und Blutungen in der Netzhaut. Der sehr beleibte Patient vertrug die üblichen antidiabetischen Medicationen sehr schlecht, am besten bekam ihm Pepsin bei nahrhafter Kost.

Langsam aber stetig nahm die Sehkraft des linken Auges ab. 16/2. 1877 + 6 D Sn $3^1/_2$ in 6″. GF. O 55 OI 58 I 58 IU 48°
U 60 UA 85° A 85° AO 50°.
Neben den alten sind neue Netzhautblutungen aufgetreten.

7/4. Sn CC : 15′, + 6 D. Sn IV, deutliche Gesichtsfeldbeschränkung.

O 60°, OI 50°, I 30°. IU 45°
U 62°, UA 80°, A 80°, OA 75°.

Das Spiegelbild der Netzhaut ist wenig verändert. Einzelne frische Blutungen sind hinzugekommen, z. Th. die Venen einscheidend. Ein nierenförmiger Blutfleck, von etwa 0,2 Mm. Durchmesser an der vena tempor. sup. der jetzt seit sechs Monaten völlig unverändert und scharf begrenzt besteht, ist als Varicosität zu deuten: womit die weitere Beobachtung übereinstimmt. Papilla beginnt sich zu excaviren. Augapfel nicht wesentlich gespannt. Karlsbader Cur, wie alljährlich. Nach derselben befindet Patient sich sehr wohl, Zucker im Harn ist geschwunden, Eiweiss im Abnehmen begriffen.

2/7. Die Vena temporalis sup. ist exquisit varicös, die nierenförmige Figur völlig unverändert. Wenige Netzhautblutungen. Einzelne kleine helle Fleckchen und kurze Striche in der Centralregion der Netzhaut. Sehnerv deutlich grau und flach excavirt. Sn CC : 15′, + 6 D Jäg 5 : 6″

GF. O 60°, OI 50°, I 30°, IU 45°
U 60°, UA 80°, A 55°, OA 50°.

10/9. ebenso.

12/10. Vor 5 Tagen acuter Glaucomanfall auf dem linken Auge von remittirendem Charakter: Regenbogensehen, das nach dem Schlaf wieder aufhört; Nebel, das erst heute morgen zu schwinden anfängt.

CC : 15′, + 6 D Sn VI in 5″ mühsam. Pericornealinjection. Brechende Medien klar. Bulbus hart. Die flache, etwas treppenförmige Excavation der Papilla geht bis zum Rande. Frische Blutungen in der peripapilären Netzhautregion.

GF. O 60°, OI 25°, I 20°, IU 30°,
U 45°, UA 80°, A 65°, AO 45°.

Heurteloups, Eserin, Aufenthalt im Dunklen. Während die Pericornealinj. und der Spiegelbefund bei klaren brechenden Medien zunächst wenig zunahn, nahm die Function sichtlich ab. 19/10. + 6 D Sn VI Worte

GF. O 60° OI 15° I 10° IU 30°
U 45° UA 80° A 60 AO 30°

23/10. Nach nächtlichen Schmerzen + 6 D Sn X Worte.

GF. O 60°, OI 15°, I 5°, IU 6°,
U 15°, UA 80°, A 20°, AO 10°.

Das Gesichtsfeld contrahirt sich also unaufhaltsam zu einem schmalen Bande, das von oben nach unten zum Fixirpunkt und von da nach aussen unten herabzieht.

24/6. + 6 D Sn XX Worte; die subacute Entzündung und Härtezunahme persistiren. Eserin ist wirkungslos.

25/6. Sn XX mit + 6 D nicht mehr mit in der Nähe, rauchige Hornhauttrübung (20/6. nach Sn VI!). Diese kolossale Verschlechterung veranlasste den Patienten, der, wie wir selber, der Operation abgeneigt war, trotz der schlechten Prognose um chirurgisches Eingreifen zu bitten, da eigentlich nichts mehr zu verlieren war. Unter Morphium-Chloroformnarcose wird eine breite periphere Iridectomie nach innen mit der Lanze angelegt. Das Spannungsgefühl war, wie der Patient aus der Narcose erwachte, sofort geschwunden. Nach 5 Stunden ist die Wunde geschlossen, Vorderkammer von normaler Tiefe, Bulbus gut entspannt.

Der primäre Effect der Operation war recht befriedigend. Ganz allmählich kehrte die Sehkraft zurück. 1/11. wurden Finger auf 6—8′ excentrisch gezählt, die feine Punktirung der Hornhautvorderfläche ist geschwunden, Spiegelbefund wenig verändert, Sehnerv sehr blass, keine frischen Netzhautblutungen.

Aber unsere Freude dauerte nicht lange. 26/11. bedeutende Verschlechterung, Finger auf 1′. Pericornealinjectien, Tension erhöht. Netzhaut diffus getrübt, so dass Papilla optica kaum noch angedeutet; sehr feine Hornhauttrübung, von der aber die Verschleierung des Augengrundes nicht abhängt. Die letztere nahm von Tag zu Tag zu. 29/11. S = O. Die Wundregion der Iridectomie dabei durchaus glatt und regelmässig, Vorderkammer tief. Urin enthält reichlich Eiweiss und Zucker. Schwindelanfälle von apoplektiformen Charakter.

Die vorliegende Krankengeschichte ist ebenso traurig wie lehrreich. Ohnmächtig stehen wir diesem Zerstörungsprocess gegenüber. Ob es in Bälde gelingen wird, unter solchen Umständen bessere Resultate zu erzielen, ist sehr zweifelhaft; jedenfalls sind noch weitere Beobachtungen nothwendig, um die Lücken unserer Kenntnisse auszufüllen. Vor Allem aber muss man sich hüten, den Namen Glauc. haemorrh. Fällen zu geben, die ihn nicht verdienen, weil dadurch der Fortschritt des Wissens nur gehemmt werden kann.

XVI. Stauungspapille.

34) Ein 24j. etwas stupider, kräftiger Landmann gelangte am 22/1. 1877 zur Aufnahme. Das rechte Auge zählt Finger auf 6, liest mit + 6 D nicht Sn XX in der Nähe; das linke erkennt Sn XL in 14′, und Sn 2 in 6″ langsam. Das Gesichtsfeld des rechten ist fast normal (Oben 50°, O. Innen 55°, Innen 48°. I. U. 43°, Unten 60°, Aussen Unten 85°, Aussen 85°, Aussen oben 68°). Das der linken stellt — ein für Neuroretinitis charakteristisches Verhalten! — einen keulenförmigen Streifen dar, der schräg von aussen nach innen durch den Fixirpunkt geht und hierselbst in verticaler Richtung ungefähr 20° beträgt. Die rechte Papilla optica ist geschwollen, ihre Grenzen vorgeschoben, ihre Substanz grau-röthlich und trübe, die Venen stark erweitert und stellenweise verschleiert. Links bietet sich der erste Beginn der Stauungspapille dem Beobachter dar.

Die physiologische Grube ist noch nicht verstrichen, die untere Hälfte der Papilla ragt hügelförmig hervor. (Prominenz ungefähr 0,9 Mm., da die Correction für die Kuppe der Hervorragung 0, für die benachbarten Theile der im normalen Niveau liegenden Netzhautgefässe —3,0 D. beträgt.) Die Substanz der Schwellung ist oedematös und transparent, an der Oberfläche von einem feinen Capillarnetz und feinen weissen Maschenzügen bedeckt. Ein intracranieller Tumor wurde angenommen, eine resolvirende Cur versucht, die aber vergeblich war. Ausgang unbekannt.

35) Paul E., 13 J. alt, aus Schlesien, wurde Anfang December 1875 gebracht.

Anamnese: Der Knabe gibt an, dass ihm seit Pfingsten d. J. schwarz vor den Augen wurde, die Sehkraft sich aber immer wieder herstellte. Seit October d. J. jedoch vermochte er Geld nicht mehr deutlich zu unterscheiden. Seitdem hat die Sehschärfe mehr und mehr abgenommen; gleichzeitig litt er an heftigen Kopfschmerzen und häufigem Erbrechen.

Stat. praes. Finger in 6—8 Zoll, hochgradige concentrische

Gesichtsfeldbeschränkung. Rechts ist die Papilla optica unregelmässig erhaben, fast von der Gestalt einer kurzen, oben abgestumpften Pyramide, ihre Substanz grau-röthlich und trübe, die Venen erweitert und einzelne partiell verschleiert. Links ist die Papilla optica weniger hervorragend, ihre Substanz etwas heller. Sonst sind keinerlei Lähmungen vorhanden, das Sensorium völlig klar, sogar mit Rücksicht auf das Alter ungewöhnlich gut entwickelt. Diagnose: Hirntumor.

4/12. 75. ist die Function des rechten Auges etwas besser: Finger auf $2^1/_2$ Fuss.

14/1., 18/1. und 29/1. 76 wurden heftige Anfälle von Erbrechen beobachtet, die stundenlang dauerten, aber ohne Störung des Sensoriums verliefen.

Patient entzog sich der weiteren Beobachtung; er wurde absolut blind, behielt aber sein Sensorium und sein gutes Gedächtniss bis unmittelbar vor dem Tode. In den letzten acht Wochen war er vollkommen paraplegisch. Er starb am 19/11. 1877 unter Erbrechen. —Herr Dr. Jürgens,'Assistent des Herrn Geh. Rath Virchow, hatte die Güte, die Section zu machen Die Schädelkapsel war enorm vergrössert und von innen her usurirt. Im vordern Theil des Kleinhirns fand sich ein medullärer, zellenreicher Tumor, welcher nach unten und vorn über die Vorderfläche des Pons hinübergriff. Enormer Stauungshydrops der Seitenventrikel bei relativ gut erhaltener grauer Hirnrinde; zahlreiche grau-röthliche Tumoren der Medulla spinalis. Das Präparat wird im pathologischen Institut aufbewahrt. Ueber den Befund der Sehnerven wird später berichtet werden.

36) Frau B., 24 J., seit 9 Monaten an Kopfschmerzen leidend, seit 4 Monaten nicht menstruirt, zeigt 4/9. 1877 R. leichte, L. schwere Neuroretinitis. Rechts ist die Papillar-Substanz etwas trübe, ihre Grenzen undeutlich und erweitert, die Netzhautvenen verbreitert. Links umgiebt eine mächtige (2—4 Mm. breite) wallartige Erhebung der Netzhaut die Papilla. Die Substanz der letzteren ist röthlich und sehr trübe, die grösseren Blutgefässe verschleiert. Die Substanz des Walles ist heller, mehr weisslich und trübe. Auf dem Hügel des Walles treten die Netzhautvenen deutlicher zu Tage, werden aber wieder streckenweise verschleiert, indem sie den Abhang zum Netzhautniveau herabsteigen. Am lateralen Rand des Walles sieht man einen Blutfleck und eine weiss glänzende Plaque, im Centrum der Netzhaut eine aus weissen Strichen zusammengesetzte Figur.

Das rechte Auge erkennt Sn CC: 15′, Sn V in 6″.

G.F. O 45° OA 55°, A 70°, AU 70°
U 50° UI 30°, I 50°, IO 30°

Das linke Auge erkennt die Finger nur in nächster Nähe unsicher. Der Harn ist frei von Eiweiss. Percussion des Schädels schmerzhaft. Heurteloups, KJ.

Patientin war nur kurze Zeit unter Beobachtung. — Sehr ähnlich ist der folgende Fall.

37) Frau B., 23 Jahre, 16/8. 1877 von Herrn Dr. DANEIL gesendet.

18/7. Regelmässige Entbindung; 26/7. aufgestanden; seit 8/8. Schwachsichtigkeit, die zunimmt, und Schwerhörigkeit. Bds. Finger auf 15', in der Nähe rechts mit + 6D Sn XI, l. Sn VIII mühsam; bedeutende GF Beschränkung, die aber nicht genauer zu messen ist.

Rechts besteht hochgradigste Stauungspapille von polypöser Form durch hochgradige Wallbildung um den Discus. Die Substanz des letzteren ist roth und trübe, die Venen sind stark verbreitert, ihre Breite verhält sich zu der der Arterien wie 2 : 1. Der circumpapilläre Wall hat medianwärts eine Breite von etwa 2 Mm., nach den anderen Richtungen von etwa 1 Mm., und besteht aus einer weisslichen, radiär gestreiften und gefleckten Masse mit zahlreichen Blutungen, ja förmlichen Blutlachen von über 1,5 Mm. Durchmesser. Die Höhe des Walls über das Niveau der angrenzenden Netzhaut beträgt etwa 1 Mm.; in einer zackigen Begrenzungslinie setzt sich der Wall steil gegen die umgebende Netzhaut ab. Die Verbreiterung der geschlängelten Netzhautvenen, bei relativ engen Arterien, ist bis in die Peripherie zu verfolgen. Links besteht ein ähnliches Verhalten, auch der Ausdehnung und Höhe des Walles, in welchem einzelne Gefässe völlig untertauchen. Am inneren oberen Rande desselben treten weisse Flecke auf haemorrhagischem Grunde hervor. Punktförmige Blutungen im Centrum der linken Netzhaut. Daneben besteht links complete Abducenslähmung. Patientin ist blass, abgemagert, ihr Sensorium benommen, sie taumelt beim Gehen. KJ.

5/9. R. Finger in 12, L. in 1' unsicher. Die Schwellung an der Papille hat beiderseits zugenommen und ist stärker von Blutungen durchsetzt; links wird die mediale Hälfte von einer sichelförmigen Blutung umgeben. 14/9. R. Finger in 12', L. $S = \frac{1}{\infty}$, Die Schwellung an der Papille etwas geringer, die Substanz des Walls ist weiss und gestreift, mit einzelnen Blutungen. Es ist auch die Substanz der Papilla weisslich. Bds. besteht venöse Hyperhaemie der Netzhaut. Dez. nur noch Lichtschein, der Mitte Jan. 1878 völlig erlosch. Kopfschmerzen und Otorrhöe bestehen fort; in den letzten 8 Tagen völlige Taubheit, in den letzten 4 Tagen Appetitlosigkeit und Erbrechen. Extremitäten frei. † 3/2. 1878.

38) 21/12. 1877 wird der 4j. Alfred G. gebracht. Das Kind war von Geburt an schwächlich; seit Mai d. J. hat es einen offenen Schaden am rechten Arm; seit 3 Wochen sieht es nicht mehr, ist unfähig zu gehen und zu stehen, greift nach nichts mehr und zeigt eine mürrische weinerliche Stimmung. Erbrechen.

Das Hinterhaupt ist enorm vergrössert, die Schädelkapsel verdünnt, offenbar ein grosser Theil des Schädelinhaltes flüssig. Es besteht Mydriasis und complete Amaurose. Beiderseits Stauungspapille. Die Papilla optica ist stark geschwollen, ihre Grenzen undeutlich und vorgeschoben, ihre Substanz grau und trübe, mit einzelnen Bindegewebsstreifen; Netzhautvenen kolossal hyperhaemisch. Rechts gehen vom Rande der Papilla gegen das Centrum hin vereinzelte helle Stippchen. Keine Aderhauttuberkel.

Am rechten Arm sieht man eingezogene, am Knochen adhaerirende Narben und eine cariöse Ellenbogengelenksfistel.

Diagnose: Tumor in der Schädelhöhle, wahrscheinlich confluirter Tuberkel im Kleinhirn. (Vgl. HIRSCHBERG KNAPP's Arch. II, 2, a. 1871.)

39) Die 14j. Louise J. kommt 27/4. 1877. Seit dem Winter kam mit (?) der Menstruation Schmerz sowie Erblindung und Hervortreten des rechten Auges. L. Sn, On, $H_{10} = 1D$.

R. Divergenz, $S = 0$, nur indirecte Pupillarreaction, Exophthalmus (1 Ctm.) bei erhaltener Beweglichkeit. Die Papilla optica ragt (um 1,6 Mm.) polypös in den Glaskörperraum hervor, die Substanz ist trübe, weisslich, die Grenzen etwas vorgeschoben. Mehrere Monate Stat. idem. Diagnose: Geschwulst des orbitalen Theiles vom Sehnerven. Jan. 1878 kommt Patientin mit leerer Orbita. Von Herrn Collegen LUEDERS erfuhren wir, dass er die Patientin zur Operation an Herrn Collegen BRECHT dirigirt. Es fand sich ein Sarcom des Sehnerven.

40) Der neuerdings von Prof. SCHOTT (KNAPP's Arch., vgl. Centralbl. für Augenheilk. 1877) beschriebenen Neuritis opt. spefic. dürfte der folgende Spiegelbefund entsprechen.

Der 26j. Schlächter R. kommt 18/4. wegen einer angeblich seit 6 Tagen bestehenden Sehstörung des rechten Auges. Vor 5 Monaten Infection mit nachfolgenden Hautausschlägen und C. lat.; 5 Wochen in der Charité mit Schmier-, Spritz- und Schwitz-Cur behandelt; vor

2 Monaten von dort entlassen. Links Sn On. R. S $= \frac{1}{\infty}$. Die Papilla opt. nebst Umgebung ist in eine bläulich weisse, vollkommen opake, hervorragende Masse mit centralem röthlichem Fleck umgewandelt. Colossale Stauung der Netzhautvenen, kleine centrale Netzhautblutungen.

XVII. Angeborene Veränderung des Sehnerven.

Da bei uns in jedem Fall, wo es überhaupt angeht, die genaue ophth. Untersuchung vorgenommen wird, so finden wir eine Reihe von Veränderungen, die in pathologischer Hinsicht interessant sind, wenn sie auch keine Sehstörung bewirken*).

41) Bei einem Bäcker B., der wegen der seinem Gewerbe eigenthümlichen Conjunctivitis 18/4. Hilfe suchte, constatirte Dr. H. mit dem Augenspiegel r. E, l. M = 1D und rudimentäre Art. hyaloïdes; von dem oberen Ast der art. centr. geht dicht vor ihrer, noch ziemlich nahe dem Centrum papillae erfolgenden Theilung, ein kegelförmiger zarter kurzer Zapfen aus, der gegen den Glaskörper gewendet spitz endigt.

42) Bei einem 42j. Arbeiter, der bds. Sn $1\frac{1}{2}$ in 8—10″ liest und ein normales GF. zeigt, constatirte er M = 1D bds. und auf dem einen Auge eine eigenthümliche Fleckung des Sehnerven, welche, wenn sie bei einem Nervenleidenden entdeckt würde, gewiss den Verdacht einer fleckweisen Sclerose des Sehnerven wach rufen könnte. Der eine grössere bläulich weisse und scharf umschriebene Fleck verdeckt partiell die Art. nasal. inf. auf der Papilla und zieht hinter der art. temp. inf. bis an den Rand der physiologischen Grube, der andere begleitet die vena nasalis inferior, dieselbe einhüllend, vom Rande der Papilla noch eine kleine Strecke (etwa 0,15 Mm.) in die Netzhaut hinein; die Substanz der Papilla ist zart und die Vascularisation der Netzhaut durchaus normal.

43) Frau S., 46 Jahr alt, zeigt bei normaler Sehschärfe ophthalmoscop E. und auf der linken Papilla eine handförmige (gefingerte) scharfbegrenzte weisse Membran von etwa 0,5 Mm.

*) Man findet aber doch auch nicht allzu selten krankhafte Störungen, von denen die Patienten keine Ahnung haben. Kaufmann T., 32 Jahre, klagt 5/9. lediglich über Conjunctivalbeschwerden. Hm 0,75 D, S = 1 bds. Der Spiegel zeigt sehr hochgradige Retinitis diffusa des rechten, geringe des linken Auges. Der Mariotte'sche Fleck reicht rechts von 9°—18°, links von 11 bis 17°.

Höhe und 0,25 Mm. Breite, welche die Blutgefässe völlig verdeckt. Substanz der Papilla normal. — Beiläufig möge hier auch die folgende Beobachtung eingeschaltet werden.

44) Bei einem völlig gesunden emmetropischen Auge wurde ein graulicher Fleck dicht am Rande der Papilla constatirt und darin ein intensiv leuchtender Punkt, wie eine ferne Lichtflamme, offenbar Verkalkung in einer von der Choroides in die lamina cribrosa hineingewucherten Druse der Glaslamelle.

XVIII. Retinitis circumscr. centralis.

45) Ein 32j. Mann kam zuerst 3/2. 1875 mit Flimmern des rechten Auges. Bds. Sn XXX:20' und Sn $1^1/_2$ in 8". Rechts Scotoma paracentrale, im inneren unteren Quadranten vom Fixirpunkt aus bis auf 5—10° reichend. Oberhalb der Macula lutea sieht man eine bläuliche verfärbte Stelle der Netzhaut, eine zweite etwas zartere, retrovasculäre medianwärts von der Macula. Ableitungen, Resolventien. 7/2. ist die Verfärbung graulich, 10/2. weniger gesättigt, aber der Macula näher gerückt. 25/2. + 6 Sn $1^1/_2$. Die stahlblaue Verfärbung oberhalb der Macula ist umgewandelt in eine rosafarbene mit brauner Pigmentirung in der Mitte; hieran schliessen sich andere kleinere, die zusammen medianwärts von der Macula einen kleinen Halbring bilden. 22/5. 75 sind nur mässige paracentrale Verfärbungen übrig. — 15/3. 1877 kehrt Patient zurück, da er seit einigen Tagen auf dem linken Auge matter sieht. Bds. Sn $1^1/_2$ in 6—8", links zögernd. Beiderseits bestehen scharf begrenzte Skotome (Undeutlichkeit), rechts ein mehrere Winkelgrade breiter Halbring, lateralwärts 3—10° vom Fixirpunkt entfernt; links eine ungefähr kreisförmige Fläche von 2—3° Radius, deren Centrum der Fixirpunkt bildet. Links sieht man im aufrechten Bilde eine sehr zarte grauliche Verfärbung aus einzelnen, aber dicht gedrängten retrovasculären Punkten bestehend, von der Papilla aus längs der Blutgefässe besonders nach der maculären Region hin sich ergiessend; im umgekehrten Bilde hebt sich auf diesem veränderten Grunde ein scharf begrenzter graulicher Fleck mit schwarzen Punkten im Centrum, ein zweiter darüber, ein dritter an der Papilla ab. Ausserdem in der Peripherie zarte Entfärbungen. Das rechte Auge, über welches Patient gar nicht klagt, zeigt 2 praepapillare Glaskörperflocken, 4 medianwärts von der Mac. lutea gelegene helle, partiell pigmentirte Heerde, die zusammen einen Halbring bilden, und kleinere Heerde in der Peripherie. Schmierkur. 3/4. Bds. Sn $1^1/_2$ in 6", R. Sn XXX:15',

L. Sn XVIII in 15'. Das centrale Skotom des linken Auges ist nicht mehr an der Tafel nachweisbar.

XIX. Amblyopia senil. centralis.

Wird bei alten Leuten Herabsetzung der centralen Sehschärfe mit mehr oder minder deutlichen Skotom bei normalen Grenzen des GF., normaler Papilla und bis auf centrale unscheinbare Verfärbung normaler Retina gefunden; so hat man Grund als Ursache der Sehstörung eine Wucherung der Drusen der Aderhautglaslamelle zu vermuthen. Aber nur selten ist der Beweis mit Sicherheit zu führen.

46) Die 74j. Frau H., welche seit langer Zeit sehschwach ist, zählt 1/7. 1877 R. Finger in 8', L. in 10', mit + 6 D R. Sn XX, L. Sn VII. in 6" Worte; GF. Grenzen intakt. Rechts ist die Gegend zwischen Papilla und macula entfärbt (rosa); die Grenzlinie dieser Entfärbung ist besonders temporalwärts schärfer ausgeprägt und gewunden. Auf diesem Grunde und auch dicht neben der temporalen Grenze desselben sieht man weisse und schwarze Stippchen. Die ersteren glänzen, eines so hell wie ein ferner Lichtpunkt.

XX. Chorioretinitis specif. centripetalis.

47) Herr H., 36 Jahre alt, aus America, hat sich 1866 eine Infection zugezogen, der Bubonen folgten. Seit 1873 Amblyopie des linken, seit 1875 auch des rechten, weshalb von 1875 eine mercurielle Behandlung eingeleitet wurde.

St. pr. 22/6. 1875. R. Sn C : 15', — $^1/_{40}$ Sn XXX : 15; Sn $1^1/_2$ in 3—$5^1/_2$" L. Sn CC : 15, — $^1/_{40}$ Sn C : 15', Sn 3 in 4 — 6". Das Gesichtsfeld des linken Auges besteht aus einer centralen Insel und 3 peripheren; das rechte nähert sich diesem Zustand an durch unregelmässigen ringförmigen Defect, der hie und da sectorenförmige Fortsätze zur Peripherie sendet. Die rechte Papille ist geröthet, ihre Grenze medianwärts etwas verschwommen; medianwärts vom Discus, etwa $1^1/_2$ Mm. davon entfernt, beginnt ein bläulichweisser länglicher Heerd, in der Netzhaut retravasculär belegen, mit einzelnen eingestreuten Pigmentflecken, etwa 2 — $2^1/_2$ Mm. breit; hierauf folgt eine Zone gefleckter Veränderungen, wie man sie mit dem Namen der Choroïditis dissem. zu bezeichnen pflegt, während die äusserste Peripherie wieder freier erscheint. Nach unten beginnen ungefähr 3 Mm. von der Papilla entfernt ältere Heerde, die bald confluiren und mehr peripher zu einer diffusen scheckigen Verfärbung des Augengrundes führen. Aehnlich ist es lateralwärts. Nach oben vom Discus beginnen in etwas grösserer Distanz frische blauweissliche und alte gescheckte Heerde, hierauf folgt diffuse Verfärbung des Augengrundes mit einzelnen Pigmentconglomeraten, während die äusserste Peripherie wieder freier erscheint. Links besteht eine frische Zone bläulichweisser Infiltration der Netzhaut, von 3—5 Mm. Breite, die in 5—8 Mm. Entfernung von der Papilla beginnt und einen Wall um die Papilla bildet, welcher medianwärts offen ist. An dieser frischen Infiltration haftet unterhalb der Papilla optica eine sessile Glaskörpertrübung.

Peripher von dem Wall folgt eine breitere Zone umschriebener Verfärbungen, die schliesslich confluiren und dem Augengrund ein scheckiges Aussehen verleihen. Die äusserste Peripherie ist wieder klarer.

Patient verliess Europa und kehrte erst 12/4. 1877 in die Klinik zurück.

R. — $^1/_{40}$ Sn XL in 15' und Sn $1^1/_2$ in 5"
L. „ Sn LXX „ „ $2^1/_2$

Das Gesichtsfeld besteht bds. aus je 3 Inseln, einer centralen und zwei peripheren, die bei herabgeminderter Beleuchtung sich noch wesentlich verkleinern. Rechts ist die centrale Insel bei Tageslicht 70° breit und 20° hoch, links 20° breit und 10° hoch.

Die rechte Papilla erscheint geröthet (hyperhaemisch), die gröberen Netzhautgefässe unverändert. Medianwärts von der Papilla, in einer Entfernung von wenigen Mm., liegt eine grosse bläuliche retrovasculäre Plaque von 2 Mm. Breite und 4 Mm. Höhe; weiter gegen die Peripherie nach allen Richtungen multiple und confluirende Veränderungen des Augengrundroths: bläuliche, weisse, schwarze und gescheckte Heerde. Die äusserste Peripherie, welche man noch mit dem Augenspiegel bestreichen kann, erscheint diffus weiss entfärbt mit schwarzen Fleckchen.

Links ist die Veränderung ähnlich, nur stärker, die stahlblaue Plaque, medianwärts von der Papilla etwa 3—4 Mm. von derselben beginnend, hat eine Höhe von 8—10 Mm. und eine Breite von 2 Mm. Wegen der diffusen Pigmentrarefaction sind bds. Aderhautgefässe bis in die Nähe der Papilla sichtbar und hierselbst heerdweise hell verfärbt (Perivasculitis choroïdis?), während sie mehr in der Peripherie als rothe Bänder erscheinen. — Patient wurde einer energischen Frictionscur unterworfen, worauf die centrale S etwas besser wurde.

48) Einigermaassen ähnlich war der Spiegelbefund bei einem

Knaben, bei dem der Verdacht auf lues congenita bestand. Der 14j. Gustav S. kam 9/5. 1877 wegen einer seit 4 Jahren bestehenden Amblyopie des linken Auges.

R. Sn XII in 14', Sn $1\frac{1}{2}$ von 3 bis 20. GF. fast normal, mässige Beschränkung von aussen unten her und bedeutende Vergrösserung des Mariotte'schen Fleckes; L. Finger in 6', + 6 Sn XX in der Nähe.

GF. besonders von aussen her beschränkt mit zackigem, Halbinsel ähnlichem Vorsprung daselbst; indem später an der Basis der Halbinsel Undeutlichkeit sich ausprägt, wird die Inselform des Gesichtsfeldes eingeleitet.

Ophthalmoscopisch erscheint rechts die Papilla fast normal, die gröberen Gefässe unverändert. Oberhalb der Papilla ist eine hellere gelbröthliche Partie des Augengrundes mit eingestreuten Pigmentpünktchen; auf dieser Basis erscheint hart an der Papilla eine bläulichweise retrovasculäre Plaque. Weiterhin wird der Augengrund wieder normal, medianwärts bis zur äussersten Peripherie; nach den anderen Richtungen sieht man in der Aequatorialgegend confluirende Pigmentveränderungen. Die linke Papilla ist gelbröthlich, die gröberen Netzhautgefässe unverändert. Dicht bei der Papilla, nach innen oben von derselben, erscheint eine verticale längliche Plaque von stahlblauer Farbe, über welche die gröberen Netzhautgefässe frei hinweg ziehen. Kleinere bläuliche Plaques ähnlicher Art sind auch nach anderen Richtungen nicht weit von der Papilla sichtbar. Die Centralregion wird von einer grossen Plaque eingenommen, in deren Mitte ein dunklerer gelblicher Fleck fast von Papillengrösse sich findet, deren Rand grau mit schwärzlichen Heerden. In der Peripherie gelbliche ältere Heerde, die confluiren und Netze bilden und mit Pigmentirungen abwechseln. Lymphadenitis cervicalis, geriefte Zähne. Mercurialbehandlung. Aeusserst langsamer Verlauf.

9/8. sieht man noch einen Theil der bläulich weissen Plaque oberhalb der Papilla, doch zieht sich allmählich die Plaque vom Rande des Opticus zurück, wobei sie eine Entfärbung des Pigmentepithels mit einzelnen dunklen Punkten hinterlässt. Links condensirt sich der bläulich weisse Trübungsstreifen, welcher wallartig den Sehnerven grossentheils umzieht; er hat noch nicht an Ausdehnung ab-, die periphere Entfärbung aber beiderseits zugenommen.

20/9. Der Wall scheint mehr weisslich, aus Infiltration der Netzhaut überzugehen in Atrophie der äusseren Lage (des Pigmentepithels).

XXI. Embolie der Arteria central.

49) Eine 57j. Frau, welche eine leidlich compensirte Insufficienz der Mitralis zeigt, hat vor 2 Jahren plötzlich und unwiederbringlich die Sehkraft des linken Auges verloren.

Rechts Sn On.

Links S=0, E. Indirecte Pupillarreaction. Papilla atrophisch; Gefässe eng, besonders die arteriellen, welche auch im aufrechten Bild keinen Reflexstreif erkennen lassen. Die Arterie nasalis superior enthält nicht weit von der Papilla eine ampullenartige Erweiterung (A), aus der zwei linienförmige Aeste hervorgehen. (S. Fig. 7.)

Fig. 7.

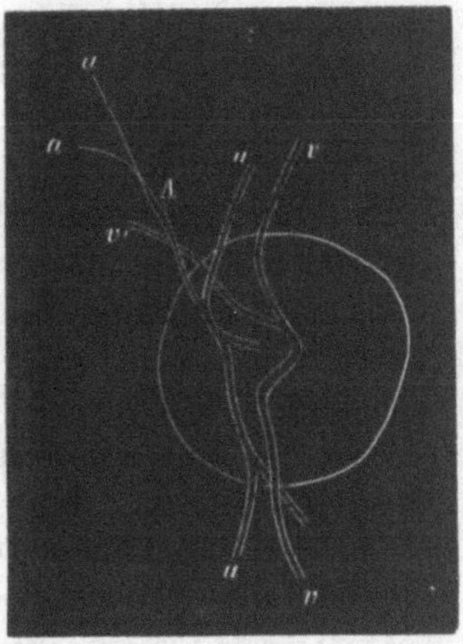

50) Herr H., 54 Jahre alt, von auswärts, kam 3/8. 1877. Vor drei Wochen bemerkte er plötzlich eine Erblindung des rechten Auges, nach einer Stunde war die Sehkraft wieder hergestellt. Vor 14 Tagen wiederholte sich dasselbe, jedoch war die Sehstörung geringer, nur eine florartige Verdunkelung. Vor 12 Tagen kam der dritte Anfall. Seitdem blieb die Sehkraft gestört.

Links Sn, On. Rechts Finger excentrisch nach aussen. Leichte Netzhauttrübung am nasalen Rande der Papilla, auf die letztere ein wenig übergreifend und auch längs der gröberen Gefässe ein wenig weiter (auf 2—3 Mm.) in die Netzhaut hineinziehend. Arteria retinae nasal. inf. fadenförmig und auch temp. sup. dicht bei der Papilla plötzlich verdünnt. Im Centrum der Netzhaut keine Veränderung, Herztöne rein, Herzdämpfung nicht verbreitert.

51) Herr H., 54 Jahre alt, aus der Clientel des Herrn San. Rath Dr. SCHROEDER, kam 13/11. 1877. Am Morgen des 11/11., also zwei Tage zuvor, bemerkte er beim Erwachen, dass das linke Auge blind geworden.

R. On, — 1 D Sn XXX : 15'; Sn 2 in 10'', mit + 0,75 D Sn $1^1/_2$ in 10''. GF. frei. L. S $= \frac{1}{\infty}$ Typische frische Embolie der arteria centralis retinae. Die Papilla ist geröthet, nicht geschwollen, ihr Umfang verschleiert durch eine diffuse milchige Trübung, welche sich von hier aus nach allen Richtungen in die Netzhaut ergiesst bis auf 6—8 Mm. Entfernung. Die Peripherie erscheint klar. Alle Netzhautarterien sind fadendünn, die Venen ziemlich gut gefüllt, jedoch spitzer gegen die Papilla zu. Im Centrum der Netzhaut sieht man auf dem hellen Grund einen blutrothen Fleck, der einer Blutung allerdings recht ähnlich erscheint: doch konnte man gerade im vorliegenden Fall auf das sicherste sich überzeugen, dass es die macula lutea ist, mit einem weisslichen Punkt im Centrum. (Lehrreich in Betreff der Contrastwirkung bei farbigem Grunde ist die Farbenlehre in Beziehung auf Kunst von W. v. Bezold. Braunschweig 1874). Herztöne rein, leichte Hypertrophie des linken Ventrikels, Arteriosclerosis. (Das Fehlen eines nachweislichen Klappenfehlers wurde auch von den Herren Dr. Litten und Dr. Schiffer, welche den Kranken bei uns zu untersuchen die Güte hatten, durchaus bestätigt.) 15/11. ist die Trübung, besonders zwischen Papilla und Macula, gesättigter, mehr wolkig, aber nicht zu getrennten Flecken gesondert. 16/11. Die Netzhauttrübung hat noch zugenommen, es handelt sich wahrscheinlich um Oedem der Netzhaut. Besonders in der Umgebung des Papillarrandes ist die Trübung stärker. Dass der centrale rothe Fleck nur durch Contrast so blutähnlich erscheint, folgt daraus, dass 1. seine rundliche Grenze nicht ganz scharf gezeichnet ist, sondern allmählich sich in den helleren Grund verliert; und dass er 2. den bekannten weisslichen Fleck der Macula lutea im Centrum enthält. Blutungen auf dem Grunde einer diffus weisslich getrübten Netzhaut erscheinen ungleich schärfer contourirt. (Siehe die erste Abhandlung dieses Heftes.) 18/11. Die milchige Trübung der Netzhaut concentrirt sich mehr gegen die Papilla auf eine Breite von 3—6 Mm. Durchmesser. Die Arterien sind noch fadenförmig. 22/11. Perimaculäre und peripapilläre Netzhauttrübung, die allerdings in einander übergehen, noch deutlich. Contrastphänomen an der Macula ausgeprägt. 3/12. Netzhauttrübung fast geschwunden, Papilla wird weisslich. 11/12. Atrophie der trüben Papille, bei engen Arterien, Macula noch intensiver gezeichnet als in der Norm. 16/12. Art. nasal. inf. wird am Rande der Papilla, da wo sie über die entsprechende Vene fortzieht, weisslich (Periarteritis). $S = \frac{1}{\infty}$.

XXII. Glioma retinae.

52) Bertha S., 6 J., 28/9. 1877 von Herrn San. Rath Dr. Malin, Physicus zu Senftenberg, in die Klinik gesendet. Seit Febr. d. J. augenleidend.

R. Sn, On. Der linke Bulbus ist protrudirt, vergrössert; T + 2, Pericornealinjection. Cornea leicht gestichelt, zwei vordere Synechien ohne Perforation der Hornhaut. Cataracta glaucomatosa. Diagnose: Glioma retinae im 2. Stadium. 29/9. Nach praeparatorischem Schnitt zur Erweiterung der Lidspalte nach aussen wird der Sehnerv mit dem Neurotom am foramen opticum durchschnitten. Trotzdem gelingt es nicht, nach Durchschneidung aller äusseren Augenmuskeln, den Bulbus mit dem Sehnerven hervorzuziehen, offenbar weil der orbitale Theil des letzteren mit der Umgebung fester verwachsen ist. Deshalb wird der Sehnerv dicht hinter dem Bulbus abgeschnitten und so der Bulbus herausgenommen. Am Schnittende erscheint nunmehr nicht blos der Sehnerv verdickt, sondern auch seine Scheide infiltrirt. Der eingeführte Finger entdeckt im Orbitalgewebe einen spindelförmigen beweglichen harten Tumor, dies ist der hintere durchtrennte infiltrirte Sehnerv. Beim Versuch den Sehnerv zu exstirpiren, kommt plötzlich eine starke Blutung, welche einen Theil des orbilatem Fettzellgewebes vordrängt; dies wird exstirpirt. Nach einer Tamporade von 10 Minuten steht die Blutung. Es gelingt unter Führung des Fingers den Sehnerv mit der Pincette zu fassen, die Adhaesion seiner Scheide mit der Nachbarschaft zu trennen und ihn hervorzuziehen, denn das Ende am foramen opticum war bereits vollständig durchtrennt. Leider war dieses, wenn auch spindelförmig verjüngt, so doch nicht normal. Verband. Die Heilung erfolgte so prompt wie nach einer einfachen Enucleation.

Ende Dez. erfuhren wir von Herrn Dr. Malin, dass das Kind in seiner Heimath gestorben. Section war nicht gestattet worden.

Das exstirpirte Präparat, welches beim Durchschnitt ein exquisites Bild des retinalen, auf die Uvea und den Sehnerv übergehenden Glioma darbot, wurde an Herrn Dr. Goldzieher nach Budapest zur genauen Untersuchung gesendet.

XXIII. Cysticercus.

53) Der 12j. Richard H. aus Berlin kommt 23/5. 1877 wegen einer seit zwei Monaten bestehenden Sehstörung des linken Auges R. Sn, On, Hm 1 D; L. S $= \frac{1}{\infty}$.

Das linke Auge ist reizlos, die Tension herabgesetzt (—1). Die Netzhaut ist in der unteren Hälfte und central abgelöst zu einer bläulichen, von den charakteristischen Blutgefässen überzogenen Blase, nur nach oben hin ist schwach röthlicher Schimmer sichtbar. In der centralen Region ist die Netzhautablösung durchbrochen und eine Cysticercusblase von circa 15 Mm. Durchmesser mit vorgestülptem herabhängendem, zierlich bewegtem Kopfe überaus deutlich sichtbar.

Weder Hautcysticercen noch Bandwurm nachweisbar. Der Knabe wurde wiederholt untersucht und in längeren Intervallen der Befund notirt. 23/9. sieht man eine grosse Cysticercusblase gar nicht weit hinter der Linse in der oberen Hälfte des Glaskörperraumes. Die Blase ist sphaerisch und zeigt deutliches Hydatidenschillern des Randes, der wellenförmig ein- und ausgebuchtet wird. Die Tüpfelung der Blasenfläche lässt sich grösstentheils in perivesiculäre Glaskörperflöckchen auflösen. Der Kopftheil zeigt die zierlichsten Bewegungen.

13/12. Auge reizlos. Glaskörperinfiltration mit Netzhautablösung. Eine concave helle, vasculariririte und zum Theil buckelförmige Fläche ist dicht hinter der Linse wahrnehmbar; der Wurm scheint, verdeckt, ganz unten am Aequator zu liegen.

54) Der 38j. Kutscher H. aus Berlin kommt 6/5. 77 wegen einer seit drei Monaten bestehenden Sehstörung des linken Auges R. Sn On; L. Handbewegung 6'' oben, aussen und unten; nach innen, innen oben und innen unten fehlt der Lichtschein.

Die Papilla optica ist verschleiert, ihre Gefässe nicht nach allen Richtungen weiter zu verfolgen. Im umgekehrten Bilde sieht man nach innen von der Papilla, dicht an ihrer Grenze, eine bläuliche Falte schräg nach innen unten herabziehen und übergehen in hellblauweisse umschriebene ziemlich pralle Netzhautabhebung von ziemlicher Ausdehnung, hinter der der pendelnde Kopf eines Cysticercus sichtbar wird.

Bis 17/6. ziemlich unverändert, kein Reizzustand.

55) Frau K., 52 Jahre alt, aus der Mark Brandenburg, kommt 29/4. 1877. Sie hat abnorme entoptische Wahrnehmungen im linken Auge seit $^1/_2$ Jahr, sieht erheblich schlechter auf diesem seit sechs Wochen. R. Sn, On; L. Sn CC: 15', GF. defect innen und oben. Lateralwärts und unterhalb des Centrum sieht man einen Cysticercus subretinalis von 10 Mm. Ausdehnung.

16/9. Amaurose des reizlosen Auges. Ein grosser Cysticercus sitzt frei im Glaskörper, Kopftheil nach vorn, Sauggruben wie Fühlhörner vorgestreckt. Das primäre Nest in der Netzhaut noch zu sehen. Die Netzhaut ist infiltrirt mit kleinen Blutungen, zum Theil abgehoben.

56) Pauline R., 28 Jahre alt, kommt zuerst 17/7. 1877. Links Sn, On, $H_{t0} = 2$ D.

Rechts S = 0, nur indirecte Papillarreaction. Linse getrübt. T — 1: sonst keine Veränderung bei der genauesten Untersuchung wahrnehmbar. Patientin weiss nur anzugeben, dass vor zwei Jahren eine Entzündung des rechten Auges auftrat und wieder vorüberging.

Auf genaueres Examiniren giebt sie zu, dass dem rechten Auge vor seiner Erblindung eine schwarze Kugel vorzuschweben schien. Somit wurde die Wahrscheinlichkeitsdiagnose Cysticerc. intraoc. im Krankenjournal verzeichnet. Patientin hatte Hilfe gesucht, nicht wegen Erblindung des rechten, sondern wegen einer gewissen Gene des linken Auges. Schonung wurde angerathen und die Patientin genauer beobachtet. Da die Behinderung des linken Auges nicht wich, sondern theilweise zunahm, ferner im äusseren unteren Quadranten des Ciliarkörpers am blinden Auge eine umschriebene Stelle bei der Betastung äusserst empfindlich war, so wurde zur Vermeidung ernsterer sympathischer Erscheinungen die Enucl. bulbi dextr. am 11. September vorgenommen. Heilung wie gewöhnlich.

Der enucleirte Bulbus wurde sofort von Dr. Hirschberg vertical durchschnitten. Sowie die Linse durchtrennt war, schlüpfte ein stark erbsengrosser Cysticercus hervor mit collabirter weisslicher Blase und stark entwickeltem rundlichem Kopftheil. Das Thier war offenbar schon vor längerer Zeit abgestorben, nachdem es eine für den Fundort beträchtliche Grösse erreicht hatte. Hinter der getrübten Linse besteht trichterförmige Abhebung von Glaskörper mit Netzhaut; darin ein zierliches Cysticercusnest. Das Praeparat wurde an Herrn Dr. Brailei, Curator of the museum of Moorfields, gesendet. Dr. Hirschberg hat bisher einmal aus der Bindehaut, einmal aus der Vorderkammer, viermal aus dem Glaskörper einen Cysticercus extrahirt und neunmal Enucl. bulb. wegen Cysticerc. intraoc. vorgenommen. 1876 kamen bei uns sechs Fälle von Cyst. intr. auf 3100 Patienten zur Beobachtung, 1877 aber vier Fälle auf 3200 Patienten.

XXIV. Amblyopie und Amaurose.

57) Spontanbesserung einer angeborenen Amaurose. Adolf M. wurde geboren, als seine Mutter wegen Scheidungsklage Kummer litt. Sonstige hereditäre Momente liegen nicht vor. A. v. Graefe constatirte bei dem 6monatlichen Knaben angeborene Amaurose. Derselbe griff nach keinem Spielzeug, zeigte keine Spur von Sehkraft und wurde in ein Blindeninstitut gethan, woselbst er die Blindenschrift erlernte. Aber von dem 9. Jahre ab zeigte er immer

deutlichere Lichtwahrnehmung; er lernte mit Tinte schreiben. Seine Sehkraft ist wechselnd, mitunter soll er ziemlich feine Gegenstände erkennen, mitunter grössere übersehen; er selbst giebt jetzt, 12 Jahr alt, auf das Bestimmteste an, dass er nach längerem Aufenthalt im Dunklen besser sieht. Nachtblindheit scheint nicht zu bestehen; er erklärt, beim Vollmond sehen zu können; seine Mutter fügt hinzu, dass er helle Fixsterne unterscheidet.

Die Prüfung der Sehkraft und des Spiegelbefundes ist sehr erschwert. Lichtscheu besteht nicht, wohl aber hochgradiger Nystagmus und leichte Divergenz, dabei ein eigenthümliches Zwinkern, wobei der Druck des Oberlides gewissermassen die (vollkommen regelmässige) Hornhaut glättet. Die centrale Sehschärfe ist ziemlich gleich auf beiden Augen, Sn CC wird in 6—7′ erkannt, Wecker 8 in 3″ $\left(S = \frac{1}{24} \text{ bis } \frac{1}{30}\right)$. Dagegen ist es nicht möglich, das excentrische Sehen zu prüfen, da auf das excentrisch gehaltene Object sofort die Blicklinie eingestellt wird. Aus diesem Verhalten sowie der ziemlich unbehinderten Orientirung im Zimmer ist zu schliessen, dass eine mässige Ausdehnung des Gesichtsfeldes erhalten sein muss. Die Farbenprüfung giebt die Annahme eines Sehnervenleidens an die Hand. Wenn man ihm farbige Papierstücke von Handtellergrösse vorhält, so erklärt er

Grün für Weiss,
Carminroth für Roth,
Purpur für Dunkelblau,
Blau für Blau.

Somit scheint Grün- und partielle Roth-Blindheit zu bestehen. Die Spiegeluntersuchung ergiebt mässige Hypermetropie — ohne dass Convexgläser eine Verbesserung der Sehkraft erzielen — aber keinerlei wesentliche Abnormitäten des Augengrundes, namentlich keine Stippchen oder Entfärbungen in der Peripherie. Nur der Sehnerv erscheint etwas bleich, heller als sonst bei gesunden 12j. Knaben, zumal in der maculären Hälfte. Doch ist eine ganz scharfe Beurtheilung bei dem raschen Vorüberfliegen des Bildes unthunlich.

Der Fall erscheint darum von Interesse, weil in LEBER's Monographie kein Analogon mitgetheilt wird. Er lehrt auch, für dieses Gebiet, dass eine absolut schlechte Prognose nur mit Vorsicht zu stellen ist; dass auch die Kinder mit angeborener Amaurose durch Sehnervenleiden einer weiteren ärztlichen Ueberwachung nicht unwerth sind.

58) Spontanheilung einseitiger plötzlich entstandener Amaurose. Plötzlich entstandene Amaurosen ohne wesentlichen Befund werden vielfach durch Ischaemia retinae erklärt und operativ mittelst der Paracenten oder Iridectomie behandelt. (Vgl. Centralbl. für Augenheilk. Jan. 1878). Aber auch die exspectative Behandlung kann zu einem guten Ausgang führen.

Der 22j. Landmann Hermann J. wurde 7/4. aufgenommen. Acht Tage zuvor hatte er des Morgens beim Erwachen eine Sehstörung des vorher guten linken Auges bemerkt. Das rechte Auge ist völlig normal, Sn XII : 15', Sn $1^1/_2$ von 4—12". Das linke erkennt die Zahl der Finger nur in 3—4". Ophthalmoscopisch lässt sich nur (mittelst des aufrechten Bildes) nachweisen, dass die Netzhautarterien (namentlich nasal. inf.), ein wenig verengt scheinen. Die Pupille zeigt nur indirecte Reaction, — auf Lichteinfall in das andere Auge. — Heurteloup. Jodkali.

11/4. L. Finger in 12", 12/4. in 18". Die Pupille reagirt direct, wenngleich wenig. 13/4. Finger in 8, 14/4. in 10', 16/4. in 7', 17/4. in 8', 25/4. Sn C : 15', + 6 Sn XX in der Nähe. 2/5. L. Sn LXX : 15', + 6 Sn VIII in 7". GF. links

O 43 OI 50° I 45° IU 50°

U 70 UA 85° A 80° OA 58°.

10/5. L. Sn XXX : 15', Sn $2^1/_2$ in 7". Die Papilla ist jetzt deutlich heller, weisslicher, als die des anderen Auges. Die Verfärbung ist aber erst jetzt nachweisbar, nachdem die Functionsstörung zurückgebildet. Offenbar ist die Ursache der letzteren retrobulbär zu suchen.

17/6. L. Sn XV in 15', Jäger 2 in 8".

XXV. Amblyopia hereditaria.

Vergl. Leber Krankh. der Netzhaut, in Graefe-Saemisch, V, 2, 824. Pufahl, berl. klin. Wochenschr. 1876. No. 10.

59) Der 19j. August B. von auswärts kommt 15/6. 1871 wegen einer seit kurzem entstandenen, aber doch ausgeprägten Sehstörung; vor 5 Wochen konnte er noch lesen.

Die mit grosser Mühe allmählich dem Patienten entlockte Anamnese ergab, dass sein Vater gesund und die bereits verstorbene Mutter frei von Augenleiden; dass aber 2 Brüder (von 3) von der Mutter in ihren zwanziger Jahren sehschwach geworden, so dass sie nicht lesen können; und dass sein eigner Bruder, als er 17 Jahr alt war — vor jetzt 6 Jahren —

derart sehschwach geworden, dass er keinen Beruf ergreifen konnte. Patient hat als Kind im 2. Lebensjahr eine Entzündung des linken Auges durchgemacht, ist aber von jener Zeit ab bis vor kurzem gesund geblieben.

Er trinkt nicht und raucht mässig, pr. Woche $^1/_4$ Pfund Taback.

R. Sn CC : 15′, Sn VIII in 6″.

L. Finger auf 3′.

Die Gesichtsfeldgrenzen sind beiderseits fast normal.

R. O 50° I 55° OI 55° OA 62°	L. O 50° I 60° OI 63° OA 60°
U 60° A 80° UA 75° UI 65°.	U 60° A80° UA 60° UI 52°.

Aber links ist ein Skotoma centrale (Undeutlichkeit) nachweisbar, das die Gegend des Fixirpunkts bedeckt und reicht U. bis 2°, UA2°, A 5°, OA 4°, O 10°, OI 15°, I 10°, IU 7°.

Das aufrechte Netzhautbild zeigt beiderseits sehr geringe H. t. (1 D.) und sehr leichte Neuritis optica. Die Substanz der Papilla ist röthlich und leicht trübe, die feine Trübung setzt sich in die Netzhaut fort, die Arterien sind am Rande der Papilla leicht verdeckt, die Venen erweitert; gröbere Veränderungen des Augengrundes fehlen.

Schmierkur, Heurteloups. 1/7., 8/7., 24/7. St. id. funct. Nur hat sich das Skotoma centr. oc. sin. weiter ausgedehnt, nach unten bis auf 5°, nach oben bis 18°, nach aussen 18°, nach innen 20°. Innerhalb dieses Skotoms werden Blau und Roth als „Grau“ empfunden. Die peripheren Grenzen der Farbenfelder für Blau und Roth sind beiderseits normal, dagegen wird Grün beiderseits überhaupt nicht als specifische Farbe empfunden. 28/8. St. idem. Die Papillen werden bleicher.

31/12. R. CC : 15′, Sn X in der Nähe. Peripherie des GF. frei, Skotoma centrale nicht abzugrenzen. Links Finger 4′, Peripherie des GF. frei, Skotoma centrale wie zuvor. Sehnervensubstanz beiderseits nicht trübe, aber die maculäre Hälfte bleich.

60) Am 4/8. 1877 kommt der 23j. Hermann B., der Bruder des vorigen, der mit 17 Jahren allmählich sehschwach geworden. Rechts zählt er Finger auf 1′, Links auf 2′, mit nach oben gewendeter Blickachse. Ueberhaupt blickt Patient nach oben, wenn er deutlich zu sehen beabsichtigt, genau wie der ältere Bruder des von uns in d. berl. klin. Wochenschr., beschriebenen Bruder-Paares. Offenbar ist das Gesichtsfeld hochgradig beschränkt, besonders von obenher; Buchstaben von 24 Millim. Höhe vermag Patient noch zu entziffern; auch geht er allein und findet einen auf die Erde geworfenen Thaler ziemlich rasch. Farben werden rasch und sicher erkannt. Der Augenspiegel zeigt beiderseits weisse Verfärbung der Papilla optica.

61) Erwähnung verdient jedenfalls, dass der dritte Onkel von August und Herm. B., derjenige, welcher in seiner Jugend von Amblyopie verschont geblieben, 31/12. 1870, im 57. Jahre, mit ausgesprochener Amblyopie ohne Spiegelbefund kam, die seit 6 Wochen besteht. Peripherie frei, Skotoma centrale wahrscheinlich. Abusus spirituosors ($^1/_2$ Pfund Schnaps p. die) seit Jahren; kein Raucher.

XXVI. Cataracta. (Kernstaarextraction nach v. GRAEFE.)

Während der Schnitt entschieden mehr lappenförmig geworden, das obere Drittel der Hornhautperipherie von der Sclera abtrennend, allerdings regelmässig mit Iridectomie verbunden; ist die primäre Reaction seltener geworden. Eine Wundeiterung, partielle oder totale kam weder 1876 (20 Extr. nach v. GRAEFE, 8 nach WEBER) noch 1877 (38 Extr. nach v. GRAEFE) vor; selbst die primäre Iritis kam nur ein Mal bei einem 27j. Frl. mit Catar. cachekt. vor. Freilich sind darum doch die Verluste nicht völlig ausgeblieben; unter 38 Extractionen 1877 war 1 Mal S = O, 1 Mal $S = \frac{1}{\infty}$, neben 2 mittelmässigen und 34 guten Erfolgen.

Man kann sagen, dass es dem einzelnen Individuen gleich ist, ob es durch Suppuration der Hornhaut oder durch Cyclitis das Auge verliert, ja dass ersteres in Beziehung auf die Gefahr einer sympathischen Entzündung noch sicherer sei. Aber gegen die von dem Staarschnitt ausgehende Suppuration der Hornhaut haben wir kein Mittel und werden wohl auch sobald nicht eines gewinnen. Gegen eine Reaction, die 17 Tage nach der Operation beginnt, sind wir nicht ganz machtlos. Vor allen werden wir solche Zufälle durch noch grössere Vorsicht in der Nachbehandlung seltener machen.

Stellen wir das von Dr. HIRSCHBERG in seiner klinischen Beobachtung (1874) und den Beiträgen (I, II, III, 1876, 1877, 1878) publicirte Material zusammen, so haben wir von Ende 1870 bis Ende 1877 236 Kernstaarextractionen (228 nach v. GRAEFE, 8 nach WEBER, die letzteren alle gut.)

Hiervon waren brauchbare Resultate ($S = 1$ bis $\frac{1}{20}$) 216 oder 92%,
unbrauchbare Resultate ($S < \frac{1}{20}$ bis $\frac{1}{200}$, z. Th. zu bessern) 10 oder 4,2%,
Verluste $\left(S = 0 \text{ oder } \frac{1}{\infty}\right)$ 9 oder 3,8%

Gewöhnlich wird aber bei der Staarextractionsstatistik übersehen, dass auch noch durch spätere Nachstaaroperation, wenn auch sehr selten, ein oder das andere Auge verloren geht. Wir haben 1877 eines durch Discision und 1877 eines durch Iridotomie verloren.

Danach waren von 236 Kernstaaroperationen

brauchbare Resultate	214 oder	91,1%
z. Z. unbrauchbare Resultate	10 oder	4,2%
Verluste	11 oder	4,7%

Ich lasse die 38 Fälle aus dem Jahre 1877 folgen, indem ich die normalen nur erwähne, über die abnormen und bemerkenswerthen genauere Angaben mache.

62) Herr K., 64 Jahr alt. R. (nachdem praeparatorische Iridectomie einige Monate vorher gemacht worden v,) Extraction nach oben ohne Narcose (15/1. 1877) 21/2. $+\frac{1}{4}$ Sn XV : 15′, 8/3. Sn XII : 14′; $+\frac{1}{2,5}$ Sn $1^1/_2$ in 6″. 22/3. Linsenkapsel weder vom blossen Auge noch bei ophthalmoscopischer Durchleuchtung zu erkennen. Nur mit focaler Beleuchtung sieht man bei Bewegung der Convexlinse einen zarten Reflex. S = 1.

63) Frau W., 57 Jahr. Januar 1877 Extract. links oben, ohne Narcose, bei neuer Assistenz. Glaskörpervorfall. Bei der Entlassung mit $+\frac{1}{4}$ Finger auf 14′, 26/4. 1877 Discision der Linsenkapsel. 17/7. mit $+\frac{1}{4,5}$ Sn XXX : 15′, $+ 2^1/_2$ Sn $1^1/_2$ in 6″. S = $\frac{1}{2}$.

64) Herr V., 63 Jahr, von auswärts, 15/1. links unten in narcosi extrahirt, $+\frac{1}{3,75}$ Sn XL : 15′; $+\frac{1}{2,25}$ Sn $2^1/_2$ in 6″. S = $\frac{1}{3}$.

65, 66) Frau H., 73 Jahr, 24/2. R. oben ohne Narcose. Corticalresiduen. 11/3. L. oben ohne Narcose; Operationsdauer $1^1/_4$ Minute. 22/3. L. $+\frac{1}{2,25}$ Sn $3^1/_2$; R. $5^1/_2$. 25/3. R. Discision der Kapsel. 20/6. L. $+\frac{1}{3}$ Sn LXX : 15′, R. $+\frac{1}{3,5}$ Sn CC : 14′. S = $\frac{1}{5}$ und S = $\frac{1}{12}$.

67, 68) Herr D., 69 Jahr, aus Rahmsdorf. Die Probe mit Sperrelevatur ergiebt gewaltiges Kneifen; deshalb Narcosis. Unmittelbar nach Beendigung der Operation erwacht der Patient.

Heilung reizlos. Einübung des Patienten. Operation des zweiten Auges ohne Narcose. Bds. $+\frac{1}{2,5}$ Sn $1^1/_2$ in 6″. Bds. tiefschwarze Pupille. S = $\frac{1}{3}$, S = $\frac{1}{3}$.

69) Herr S., 40 Jahr. Linkes Auge vor 4 Jahren von Dr H. extrahirt. S bei der Entlassung: mit $+ ^1/_4$ Sn XX : 15′; jetzt Sn LXX.

Das rechte Auge zeigt eine unreife Cataract., die seit Jahr und Tag fast unverändert geblieben. Durch den grossen, genau am Hornhautrand nach oben angelegten Schnitt ($\frac{1}{3}$) kommt die unreife Cataract vollständig; 15/3. mit $+\frac{1}{4}$ s. $\bigcirc$ $\frac{1}{30}$ c., Axe horizontal, Sn LXX : 15′; $+\frac{1}{2,25}$ Sn $1^1/_2$ in 5″. 17/3. Kapseldiscision links, 25/3. rechts. Bei der Entlassung bds. mit + 4 Sn XII : 12′. S = 1.

70) Herr L., 53 Jahr, kam zuerst den 6/8. 1876. R. vor 12 Jahren Irisruptur durch Contusion (Selterskork), seit 2 Jahren Schlechtersehen, Cat. f. mat. Links parapapilläre Pigmentveränderungen durch Myopie, Sn $1^1/_2$ in 10". Im Winter Hemiplegia sinistr.

15/3. Aufnahme, da Patient, ein sehr gebildeter und energischer Mann, erklärt, mit dem Staar nicht länger leben zu können. Auf ausdrücklichen Wunsch des Patienten erfolgt die Operation ohne Narcose. (Wir hatten primo loco, in Gemeinschaft mit dem Hausarzt Geh. Rath. Dr. Cohn von der Operation ab- und secundo loco die Narcose angerathen.) Nachträglich gesteht Patient, dass ihm seine Hyperaesthesie wohl bekannt gewesen.

15/3. Während das Messer den halben Weg durch die Vorderkammer zurückgelegt, entsteht bereits durch Pressen Glaskörpervorfall an der Einstichsstelle. Langsam wird der Schnitt vollendet, aber der Bindehautlappen nur zur Hälfte. Es gelingt die Iris sofort zu fassen. Glaskörper dringt nicht weiter vor, offenbar weil das (myopische) Auge wenig gespannt ist.

Alle Fixationsinstrumente werden entfernt, der Bindehautlappen vollendet und als nach vorsichtiger Cystitomie der Staar durch sanften Druck nicht evacuirt wird, die Drahtschlinge eingeführt und der grosse gelbe Kern beim ersten Griff hervorgezogen. Vorderkammer voll Blut. Die Wunde schliesst gut. Chloral sofort, ferner in der ersten, sowie in der zweiten Nacht. 17/3. reizlos geheilt. Kapseldiscision im Herbst. Darnach mit $^1/_3$ (stenop. Spalt vertical) Sn $1^1/_2$ in 6", mit $+ \frac{1}{5}$ Sn LXX : 15'. $S = \frac{1}{5}$.

71) Herr K., 57 Jahr. 18/11. 1876 durchbohrende Verletzung der Hornhaut, Iris und Linsenkapsel. Heilung mit vorderer Synechie. 20/1. 1877 ist die Catar. traum. reif. Extraction nach unten da Patient laut Versuch ungeschickt und wegen Alkoholismus auf Narcose zu verzichten. Patient presst auch während des Hornhautschnittes die Iris auf das Messer, so dass diese gleich mit excidirt wird. Nach Cystitomie kommt Linsenbrei und der weissliche Kern, der zwar zwischen den Fingern zerdrückbar ist, aber offenbar aus einem kleinen Schnitt nicht ohne Contusionirung hätte entbunden werden können. 30/3. Auge reizlos, Corticalresiduum. 17/4. Discision der Linsenkapsel. 1/7. 1877 $+ \frac{1}{5}$ Sn XL in 15', $+ \frac{1}{2,5}$ Jäg. 3. $S = \frac{1}{3}$.

72) Frl. L. 70 Jahr, aus Ratzeburg, von Prof. O. Becker gesendet. 5/4. bei der Extraction (ohne Narcose nach oben) muss der Schnitt mit der Scheere erweitert werden. 7/4. reizlos. 11/4. Nachblutung. 25/4 $+ \frac{1}{3^3/_4}$ Sn XXX:15', $+ \frac{1}{2^1/_4}$ Sn $1^1/_2$ in 6". $S = \frac{1}{2}$.

12 u. 13) Herr M., 68 Jahr, aus Dommitsch. 20/4. R. oben ohne Narcose. Starker Collaps. corn. Heilung reizlos: 26/4. L. oben ohne Narcose. Starker Collapsus corneae, Blutung in die Vorderkammer nach der Irisexcision. 1/5. Pupille tiefschwarz. 2/5. Nachblutung und diese wiederholte sich in den nächsten Wochen noch 7 Mal. (Eis, Atropin.) Erst 19/6. konnte Patient entlassen werden. R. $+ \frac{1}{4}$ Sn XL: 15'; L. Finger in 10', aber stetig zunehmend. S $= \frac{1}{3}$ und $\frac{1}{20}$.

73) Herr E. aus Soldin, 70 Jahr. Catar. nicht völlig reif, doch kann bei dem hohen Alter des Kranken die Operation nicht verschoben werden. Taubes, unbehilfliches Individuum, mit kleinem Tic*) und grosser Hernie. Die Vorübungen mit dem Sperrelevateur ergeben mittelmässiges Verhalten. Narcose wird beschlossen, aber vom Patienten verweigert. Operation rechts oben ohne Narcose, normal ($\frac{2}{5}$ 77.) Patient war 6 Tage im Bett gehalten worden, am 7. war das Auge völlig reizlos. Am 11. Tage (13/5.) Pericornealinjection, Abends Chemosis, Cornea rauchig, Kammerraum getrübt, keine Schmerzen 16/5. eitrige Iritis resp. Iridophakitis. Calomel. 18/5. nimmt der Process ab. 25/5. die weissliche Schwarte rückt nach vorn, Iris vascularisirt. 30/5. Vorderkammer fast aufgehoben, Colobom verschlossen. Lichtschein gut, Projection aufgehoben. Als Ursache der späteren Reaction wird ermittelt, dass Patient zum Fenster herausgeschaut.

8/6. Pericornealinjection, Hornhaut klar, Iris grünlich, gewuchert, buckelförmig. Colobom durch Schwarte mit haemorrhagischer Auflagerung verschlossen. T — $^1/_2$, Lichtschein befriedigend, Projection aufgehoben. Iridotomia horizontalis, wobei ein retroïrid. Eitertröpfchen sich entleert. Die Operation beseitigt die drohende Gefahr der Schrumpfung des Augapfels. 20/7. Vorderkammer tief, Iris wieder braun, beide Colobome durch schmale Schwarten verschlossen, Tension normal, Lichtschein erhalten, Projection unsicher. S $= \frac{1}{\infty}$

74) Herr E., aus Prenzlau, 51 Jahr.

Extr. links oben von Herrn Dr. Landsberg in Abwesenheit von Dr. Hirschberg. $+ \frac{1}{6}$ Sn XV : 15'. S $= 1$.

75) Herr Br., 48 J., aus Potsdam. 12/6. R. Finger 6', L. 4'; Iridect. praep. o. s. nach oben, 16/6. o. d. 1/7. Links Finger in 1', Rechts Finger 4'. Nach der Iridectomie war die von v. Graefe, Mooren, Hirschberg, Becker u. A. beobachtete Reifung des vorgeschrittenen Cataract eingetreten. 4/7. ohne Narcose Extract. cat.

*) War früher in einer Irrenanstalt gewesen.

„Etwas mehr als das obere Drittel der Hornhaut exact an der Peripherie umschnitten. Linse kommt schlüpfend nach Cystitomie. Es besteht nicht die geringste Neigung zum Irisvorfall, obwohl das präparatorische Colobom nur dem centralen Theil des Extractionsschnitts entspricht. Es scheint dies die einfachste und sicherste Methode der Altersstaarextraction.“ Kein Wundschmerz. Abends Vorderkammer gebildet. 5/7. Auge reizlos, 6/7. dito, Wunde glatt geheilt, Vorderkammer tief, Pupille schwarz, grosser Kapselriss. Der Fall war am 10. Tage so reizlos, dass er in denjenigen Kliniken, wo laut Bericht so frühe Entlassung üblich*), gewiss entlassen worden wäre.

17/7., also nach 13 Tagen, erste Sehprüfung, im Zimmer des Patienten: + 4 Sn CC:15'. 18/7. Leichte secretorische Iritis, ohne Exsudation in's Papillargebiet, aber mit Thränen und Röthung. Atropin, warme Umschläge, Bettlage. 24/7. Subjectiv besser. Reizzustand mässig, Pericornealinjection, einzelne Synechien zwischen Iris und Linsenkapsel, keine Exsudation in's Pupillargebiet, wohl aber (bei focaler Beleuchtung) zarte, spinngewebsähnliche Membran im vordersten Theile des Glaskörpers. Es ist möglich, dass der mediale Theil der Linsenkapsel in der betreffenden Wundecke eingeklemmt ist; von hier aus zieht (seit der Extraction) ein weisser Kapselstrang nach unten, während die Mitte der Kapsel vollkommen zart geblieben. Atropin fortgelassen, um Zerrung zu vermeiden. 3/8. Sclera wird in der Peripherie weiss, keine subjectiven Beschwerden; höchstens sind die Kapselstreifen, welche der Entzündung praeexistirten, opaker geworden. Das Centrum des Coloboms ist nur von vollkommen zarter Kapsel verschlossen. Aber hinter demselben sieht man bei focaler Beleuchtung im Glaskörper eine grauliche, zarte Membran, die bei ophthalmoscopischer Durchleuchtung schwindet. 6/8. Leichte Trübung des centralen Kapseltheils beginnt, 2 interstitielle Hornhautblutungen im unteren Quadranten. Schmierkur (wiederholt). 9/8. Blutungen in der Iris; kleine, bei senkrechter Kopfhaltung schwindende, in der Hornhaut; stärkere concentrisch wachsende Kapseltrübung ohne erheblichen Reizzustand.

11/8. Sehr geringe Pericornealinjection, kein Schmerz. Kammerwasser klar, flache Blutung auf dem unteren Quadranten der Iris; eine feine Exsudatmembran deckt die Vorderkapsel und beginnt lateralwärts einen freien Rand zu zeigen. Deshalb Atropin. Langsamer

*) Bei uns wird kein Fall eher als 21 Tage nach der Extraction entlassen; keiner eher, als etwa 14 Tage nach der Operation geprüft.

Fortschritt der Resorption; Rückfall mit Chemosis, Verengung des Pupillargebietes, dessen Füllungsmasse intensiv gelblich wird.

Nunmehr wird nach v. WECKER's Empfehlung die entspannende, antiphlogistische Iridotomie beschlossen, die aber einen sehr traurigen Ausgang nahm. 22/8. wird unter Narcose WECKER's couteau à arrêt medianwärts durch die Hornhaut und dann durch die Iris gestossen, mit der Scheerenpincette ein horizontaler Schnitt durch Iris und Schwarte angelegt, der vorzüglich klafft und den tiefschwarzen Augengrund zeigt. Ein Blutstropfen ergiesst sich in's Pupillargebiet, es erfolgt aber kein Glaskörpervorfall; Verband. Abends kein Schmerz. Vorderkammer wieder gebildet. Nachts 4 Uhr Schmerz auf dem rechten, gesunden Auge, der aber dem Patienten so unbedeutend erscheint, dass er ihn der an seinem Bette wachenden Wärterin nicht meldet.

23/8., 7 Uhr Morgens, erscheint das linke Auge mässig gereizt, die Pericornealinjection hat nicht zugenommen, Hornhaut klar, Vorderkammer trüb durch ein aufgequollenes, an sich nicht corpulentes Blutgerinnsel. Künstliche Pupille durch graue Masse verschlossen. Alsbald wird bei vorsichtiger Betastung der Ciliargegend ein sehr schmerzhafter Punkt entdeckt; auf dem rechten, bis dahin absolut gesund gewesenen Auge besteht Iritis sympathica, die man mit fast experimenteller Sicherheit auf den Eingriff in's linke Auge zu beziehen hat.

Der Fall war der erste von sympathischer Entzündung, der in Dr. HIRSCHBERGS Klinik und Poliklinik seit 6 Jahren unter den Augen des Arztes entstanden. Die Schnelligkeit des Entstehens wirft die neuerdings wieder herbeigezogene Lehre von der Neuritis migrans über den Haufen, die Hartnäckigkeit des Verlaufes mahnt uns, dieses wichtige Gebiet nicht dadurch zu verwirren, dass Fälle von functioneller Reizung durch Sympathie mit solchen der echten Entzündung zusammengeworfen werden. Bei unserem Patienten bestanden sofort ausser der Pericornealinjection einzelne punktförmige Synechien des unteren Pupillarrandes auf dem sympathisch entzündeten rechten Auge.

Sofort wurde Atropin in das rechte Auge geträufelt und noch an demselben Vormittag, bei Verdeckung des rechten, das linke enucleirt. Abends desselben Tages war noch unter regelmässigem Atropinisiren die Pupille maximal, Reiz gering. Nachts und an den folgenden Tagen werden die Einträufelungen weiter gemacht. 30/8. gegen Abend wird die Pupille trotz Atropin enger, in der Nacht Schmerzen. Neue Frictionscur.

5/9. ist die Pupille wieder maximal, Pigmentdepots auf der Linsenkapsel im unteren Theil des Pupillargebietes, Pericornealinjection gering. Nachts wieder Schmerzen, Recrudescenz der Iritis. 12/9. wieder Pupille maximal, nur Pigmentpunkte im Pupillargebiet, Sclera weiss.

23/9. Recidiv der Iritis, rauchige Hornhauttrübung. 27/9. Auge reizlos. Dass, trotzdem Patient ganz im Dunklen und einen grossen Theil des Tages im Bett blieb, trotzdem regelmässig Atropineinträufelungen, auch Heurteloups, Mercurialfrictionen ausgeführt werden, so zahlreiche Recidive, überhaupt ein so wechselvoller, hartnäckiger Verlauf beobachtet worden, charakterisirt schon die Affection als eine sympathische. Die so ungemein frühe Behandlung der ausgebrochenen sympatischen Iritis, die sofort vorgenommene Enucleation des irritirenden andern Auges, sowie der Umstand, dass zufällig auf dem rechten Auge schon eine breite Iridectomie lange vorher angelegt worden, haben wahrscheinlich den relativ günstigen Ausgang bedingt. Ende Oct. 1877 konnte Patient vorläufig in seine Heimath entlassen werden.

Die von Dr. Hirschberg vorgenommene Untersuchung des Präparates ergab folgendes:

Der in Müller'scher Lösung gehärtete, dann in verdünntem Alkohol aufbewahrte Bulbus wird Anfang Jan. 1878 im verticalen Meridian gespalten. Cornea klar, Vorderkammer von einer geronnenen leimähnlichen Masse gefüllt, die gegen das Irisseptum und gegen die Peripherie der Vorderkammer zu blutig erscheint. Wundregion normal. Verdickung des Ciliarkörpers und leichte Abhebung desselben durch Zug einer septumartigen iritischen Schwarte, in deren Mitte, dem Pupillencentrum entsprechend, eine blutgefüllte Dehiscenz. Der Glaskörper ist vor der Papilla von der Netzhaut flach abgelöst, im ganzen leimartig geronnen, von einem winklig sich kreuzenden System vereinzelter weisslicher Septa durchzogen und enthält in seinem hintersten Theil eine leicht sinuöse Cyste, in welcher eine grössere und eine kleinere Erbse Platz finden würden. Es ist dies also eine wirkliche Glaskörperverflüssigung. Netzhaut anliegend bis auf eine ganz flache äquatoriale Falte, die durch ein kuchenähnliches Exsudat von der Aderhaut abgedrängt wird. Präparate, welche die vordere Bulbushälfte umfassen, zeigen zunächst, dass der Staarschnitt vollkommen regelmässig war und regelmässig geheilt ist. Die Schnittnarbe beginnt etwas unter dem oberen Ende der Descemetis und durchsetzt als flache Curve, die einem sehr stumpfen, fast 160° betragenden Winkel sich eng anschliesst, erst den hintersten Theil der Cornea, um dann der

Scleracornealgrenze näher zu ziehen. Die Dicke des Narbenzuges beträgt 0,037 Mm. Vor der Narbe, weniger dahinter, ist die durchsichtige Hornhaut etwas verbreitert, indem die hintersten Schichten derselben gewissermassen fächerartig auseinander blättern. Die durchschnittene Descemetis ist ein wenig umgeschlagen, mit der Convexität ihrer Umrollung gegen den Faserzug der Narbe gerichtet. Der Irisstumpf reicht (in der verticalen Medianebene) knapp bis zur hinteren Wundlefze, geht aber continuirlich über in eine dünne neugebildete Gewebsschicht, welche von den Cilialfirsten resp. von einer zwischen der etwas abgedrängten pars ciliaris retinae und der Pigmentlage eingeschobene Lage anhebt, die Faserzüge der Schnittnarbe aufnimmt, die Linsenkapsel einschliesst und, continuirlich mit der Vorderfläche des Glaskörpers verwachsen, septumartig nach innen zieht. Was nun die Linsenreste anbetrifft, so ist zunächst hervorzuheben, dass eine Kapseleinheilung, die man ja vermuthen konnte, nicht besteht. Vielmehr ist der sehr dünne stark gefaltete Linsenkapselsack, welcher nahe seiner hinteren Fläche grosse hyaline Kugel und ein sehr geringes, scholliges Faserrudiment enthält, nur mittelbar durch die iridocyclitische Gewebsschicht mit der Narbe verwachsen. Auch in der unteren Hälfte des Präparates ist nur ein Minimum von Linsensubstanz in dem gefalteten Kapselsack nachweisbar, auf mehr peripheren Schnitten, jenseits des Coloboms, ist der Rest von Linsensubstanz grösser, überschreitet aber nicht die Ausdehnung eines gewöhnlichen Crystallwulstes.

Somit liegt in den mechanischen Verhältnissen, welche die Operation gesetzt hat, kein Grund für die so unglücklich verlaufene Cyclitis. Es handelt sich um Cataract in relativ frühem Alter. Die Prognose der in den vierziger Jahren ausgebildeten Cataracten ist weniger gut. Nach der Iridect. praepar. trat rasche Reifung ein. 3 Wochen danach wurde die Extraction vorgenommen. Es giebt Fachgenossen, welche schon einige Tage nach der Iridect. extrahirt haben; 2 Wochen sind häufig als sicheres Zeitmass angegeben. Wir haben 3 Wochen gewählt, werden aber in Zukunft diesen Zwischenraum der Sicherheit halber noch mehr verlängern. Die Extraction und die Heilung erfolgten regelmässig. Am zehnten Tage nach der Operation war das Auge so reizlos, wie meist bei der Entlassung. Am 13. Tage wurde die erste Sehprüfung vorgenommen. Hiervon erfreut hat Patient nachher zum Fenster herausgesehen. Am folgenden Tage beginnt die Cyclitis, welche trotz der energischen Behandlung ihren fatalen Gang durchmachte. Die Hoffnung, durch Iritomie den Process zu sistiren, hat sich nicht erfüllt. Tags nach dieser erfolgte sympathische Entzündung des andern Auges, die nur mit grosser Mühe zum leidlichen Stillstand gebracht wurde. Der Fall giebt viel zu denken und zeigt, dass die grösste Vorsicht, welche wir anzuwenden pflegen, noch immer nicht gross genug zu sein scheint."

76) Frau K., 56 J., Rechts oben ohne Narcose extr., 4/7.; 6/7. reizlos, aber Vorderkammer noch nicht gebildet. Abends wird Patientin unruhig und reisst sich den Verband los, verlässt trotz der Wache Nachts das Bett. Das linke noch sehkräftige Auge wird freigelassen.

7/7. Mittags Vorderkammer gebildet, Auge reizlos. Abends und Nachts Delirium (cataractosum), Schwindel, Angst, Unruhe, Verfolgsideen, Hallucinationen. Patientin schlägt die Wärterin auf den Kopf. 8/7. dauern die Delirien an, kleine Nachblutung in die Vorderkammer. Abends 2 Mal $^1/_6$ Gran Morphium subcutan injicirt. Erst 9/7. Morgens kommt die hypnotische Wirkung. Auch kann Patientin an diesem Tage zu reichlichem Essen veranlasst werden. Abends wieder $^1/_6$ Gran Morphium. Gute Nachtruhe. 10/7. ist das Delirium völlig beseitigt. Patientin hat weder vorher noch nachher jemals ähnliche Symptome dargeboten; sie ist im Gegentheil von ruhigem, sanftem Temperament. 17/7. $+\ ^1/_4$ Sn CC:15'. 7/10. $+\ ^1/_4$ s. ○ $^1/_{30}$ cyl. Axe horiz. Sn XX:15'. S = $^3/_4$.

77) Fr. R., 82 Jahr. Kam 27/7. 76 mit beginnendem Staar auf beiden Augen, 4/7. 77 kann sie kaum noch allein gehen und wird, trotzdem die Catar. noch nicht reif, die Extraction in Anbetracht des hohen Alters beschlossen; in Anbetracht desselben auch trotz Schwerhörigkeit und Indocilität von der Narcose abgesehen. Nachdem die Extraction glücklich vollendet, nur dass ein schmaler Sphinctersaum und ein Corticalfragment darin geblieben, wird nach Entfernung aller Fixationsinstrumente ein Schwamm sanft gegen das Auge gedrückt. Sowie man den Schwamm entfernt, kommt etwas Glaskörper. Verband; Chloral. Reizlose Heilung. 11/8. Kapseldiscision. 16/8. $+\ ^1/_4$ Sn C:15'. S = $^1/_7$. Alter centraler Hornhautfleck.

78 u. 79) Fr. S., 62 J., aus Neu-Hardenberg, taub und demens. Bulbus sehr tiefliegend; Iridspalte so eng, dass vorherige Erweiterung nöthig. 7/7. Rechts nach oben, in Narcose, regelmässig extr. Collapsus corneae. Noch am Abend Collapsus und Faltung der Hornhaut. 8/7. Cornea glatt, Auge reizlos. 17/7. Links Tenotomia interna, wegen Strabismus; 20/7. Extraction links oben, in Narcose, regelmässig. Heilung regelmässig.

5/8. R. $+\ ^1/_4$ Sn C:15' (vielleicht mehr, doch wegen Indocilität nicht genauer zu prüfen), L. +4 Finger 10' (Ambly. ex strabism. und mac. corn.) S = $^1/_7$ und S $^1/_{20}$ (praeex. Ambl.).

80 u. 81) Herr W., 33 Jahr, aus der Provinz Posen, kam 9/7. mit doppelseitiger, voluminöser, bläulich schimmernder Cataract, die bei dem bleichen Aussehen des Patienten sofort die Diagnose: Diabetes an die Hand gab. Herr Dr. SALOMON jr., z. Z. zweiter Assistent der Klinik, constatirte einen Zuckergehalt von 7$^1/_4$ % im Urin des Kranken. Patient ist schon seit 1$^1/_2$ Jahren an Diabetes in Behandlung. Nach zweitägiger Einübung 11/7, ohne Narcose, Extraction der r. Cataract nach v. GRAEFE's Methode, jedoch mit etwas kleinerem Schnitt. Heilung reizlos bei leicht verdaulicher, kräftiger, animalischer Kost (Bouillon, Eier, gehacktes Fleisch, Caffee ohne Milch und Zucker). 20/7. Extraction des linken Auges, gleichfalls ohne Narcose. Heilung reizlos. 7/8. l. Kapseldiscision. 16/8. Bds. + 4 Sn XL in 15', S. = $^1/_3$ bds.

Die extrahirten weichen Cataracten waren sofort von Herrn Dr. SALOMON jun. in siedendes Wasser gebracht und von Dr. G. SALOMON, Oberarzt der königl. Charité, vergeblich auf Zucker und Glycogen untersucht worden. Das Präparat wurde filtrirt, eingedampft und mit destillirtem absoluten Alkohol gefällt, der Niederschlag auf Glycogen untersucht; der Alkoholauszug eingedampft, mit wenig Wasser aufgenommen und auf Zucker untersucht. Es ist dies negative Resultat einer von Herrn Dr. G. SALOMON mit allen Cautelen angestellten Untersuchung sehr bemerkenswerth, zumal der Procentgehalt des Urins an Zucker fast doppelt so gross war, als gewöhnlich bei den an Cataract. diabet. leidenden.

82) Herr A., 64 Jahr alt, aus Potsdam. 24/7. L. oben ohne Narcose extr. 13/9. + $^1/_{3^3/_4}$ SnL in 15', mit Cyl. oder stenop. Spalt mehr. S = $^1/_3$.

83) Frl. B., 37 Jahr. Catar. cachektica. 30/7. 77 oben ohne Narcose. Cystitomie gelingt erst mit WEBER's Doppelhäkchen. Ein kleiner zäher Kern (6 Mm. Durchm.) wird evacuirt, während etwas Corticalis zurückbleibt. Patientin hält das Auge unter dem Verband beharrlich offen; leichte Chemosis entsteht, aber keine Iritis. Discision. Danach wieder Chemosis, die aber bald vorübergeht. Finger 5'. (Das Resultat durch neue Discision der Kapsel leicht zu bessern.) S = $^1/_{40}$.

84) Herr K., 78 J., aus Potsdam. Cataract. nigr. hypermat. 3/8. R. oben ohne Narcose, regelmässig extr. Heilung reizlos. Die extrahirte Linse ist 9 Mm. gross, homogen, bernsteingelb, ohne Spur von Corticalmassen. 21/8. + $^1/_4$ Sn L in 15', + $^1/_{2^1/_4}$ Sn 1$^1/_2$ in 8''. S = $^1/_2$ (und mehr).

Patient hatte schon vor der Entlassung Urinbeschwerden, die sich nachher steigerten (Prostataleiden), weshalb er im königl. Clinicum Hilfe suchte. † 30/8. 1877.

Der Güte des Herrn Dr. Schedel, Assistenzarztes des königl. Clinicums, verdanken wir das Präparat des operirten Auges. Januar 1878 machte Dr. Hirschberg einen verticalen Durchschnitt, der ungefähr durch die Mitte der Schnittnarbe ging und fand die folgenden interessanten Resultate:

„Der Schnitt ist in der Medianebene des Bulbus durchaus im Cornealgewebe geführt und liegt kaum eine Spur peripherer als in der bekannten Abbildung eines von Prof. v. Arlt nach der Lappenmethode operirten Auges, die Prof. O. Becker in der dritten Tafel der ersten Lieferung seines Atlas der pathol. Topogr. gegeben.

Der Schnitt durchsetzt als eine feine weissliche Linie, die schon vom blossen Auge sichtbar ist, die Hornhaut fast senkrecht auf die Richtung ihrer Oberflächen; die feine weissliche Linie geht an der Innenseite der Hornhaut, sich rückwärts umbiegend, unmittelbar in den Irisstumpf über, der von durchaus normaler Dicke, genau bis zur Innenseite der Cornealwunde heranreicht. An der Aussenfläche der Hornhaut ist ein ganz leichtes dachziegelförmiges Ueberstehen der cornealwärts gerichteten Wundlefze über die scleralwärts gerichtete zu beobachten.

Die restirende Iris (untere Hälfte) zieht in der Ebene der Cornealbasis und dicht dahinter die Linsenkapsel, die im pupillaren Theil eine glasartige, ausserordentlich feine durchsichtige Membran darstellt, im extrapupillaren Theil weisslich, aber immer noch papierdünn, kaum halb so dick wie die Iris, erscheint. Von einem eigentlichen Crystallwulst ist gar keine Rede. Eine feine, lange Synechia posteria dringt von der Uvealschicht der Iris aus in's Pupillargebiet an die glashelle Kapsel. Der Glaskörper liegt vollständig der Retina an.

Dies und das Fehlen des Crystallwulstes bewirken, dass unser Präparat, dessen sorgfältige Abbildung später publicirt werden wird, noch eher als Typus der normal geheilten v. Graefe'schen Extraction harter Cataracte betrachtet werden kann, als die berühmte Abbildung, mit welcher Prof. O. Becker seinen Atlas eröffnet hat."

85) Herr B. aus Potsdam, 74 Jahr alt. Dunkelröthliche Cataract. 11/8. R. oben, ohne Narcose, regelmässig. Die extrahirte Linse ist 9 Mm. gross. Pupillargebiet absolut frei. 25/8. $+ 1/4$ Sn LXX: 15', $+ 2 1/2$ Sn 2 in 6". S $= 1/5$.

Weitere Nachbesserung wurde vom Patienten gemeldet.

86 u. 87) Fr. Z., 62 Jahr, aus Cüstrin. R. oben ohne Narcose. Da trotz grossen Schnitts die Linse nicht kommt, sondern die Hyaloïdes sich aus der Wunde vorbaucht, wird sofort mit der Drahtschlinge die Entbindung des Kerns vorgenommen. Ein Tropfen Glaskörper entleert sich dabei. Heilung reizlos. 10/9. R. + $^1/_4$ Sn XL in 15'. L. 22/8. Extraction (oben, ohne Narcose) und Heilung normal. 10/9. L. + $^1/_4$ Sn C in 15' (Nachbesserung zu erwarten). S = $^1/_3$ und $^1/_7$.

88 u. 89) Fr., K. 53 J., aus Reps, wegen absoluter Indocilität 19/8. R. oben in Narcose*) extrahirt. Nach der Schnittführung Erbrechen. Neue Narcose. Nach der Iridectomie neue Brechneigung. Da die Linse nicht sofort kam, wurde die Operation rasch mit der Drahtschlinge vollendet; vielleicht hätte Niederdrücken der scleralen Wundlefze auch zum Ziele geführt.

Glaskörper trat nicht aus, aber die Wunde klaffte streifenförmig durch klaren Glaskörper und war erst 1/9. glatt verheilt. Nach längerer Einübung wurde 5/9. l. oben ohne Narcose extrahirt. Cystitomie nach Knapp (T Schnitt), reizlose Heilung. R. + $^1/_4$ Sn L in 15', L. C:15'. S = $^1/_3$ und $^1/_7$.

90) Herr T., 74 J., aus Potsdam, unbehilflicher Greis, der nicht gehen noch stehen kann, an Emphysema pulmonum und an senilen Schwachsinn leidet. Unter Morphium-Chloroform-Narcose 3/9. Extraction r. oben. Cystotomie nach Knapp. Reizlose Heilung trotz Unruhe und Delirien. Von der Operation des zweiten Auges wird natürlich Abstand genommen. + 4 Sn LXX:15'. S = $^1/_5$.

91) Herr T., aus Fr. Buchholz, 68 Jahr. 6/9. 77 Extraction R. oben, ohne Narcose, da Patient die Vorprüfung gut bestanden; in allen Akten normal. Unmittelbar nachdem die (9 Mm. grosse) Linse ganz leicht gekommen, presst Patient krampfhaft eine nicht unbeträchtliche Quantität Glaskörper hervor. Schleunigst werden die Instrumente entfernt und das Auge verbunden. 9/9. ist die Wunde geheilt, das obere Drittel der Hornhaut leicht rauchgrau, die Pupille giebt dem Atropin nach. Die Hornhaut wurde klar, das Auge zählte mit + 4 Finger auf 5'. Aber nach zweimonatl. Aufenthalt in der Klinik Reizzustand, ominöse Verengung der Vorderkammer. 18/11. Iridotomia horizontalis, wodurch allerdings die drohende Schrumpfung des Bulbus beseitigt. Vorderkammer tief, Auge bald reizlos, aber es zählt nur Finger auf 2'. S = $^1/_{100}$.

---

*) Die Patienten erhalten einige Stunden vor der Operation eine halbe Tasse leichten Kaffee ohne Zubrod. Die Narcose wird nach subcutaner Morphiuminjection mit Chloroform aus Chloralhydrat in gewöhnlicher Weise eingeleitet.

92) Herr R., 67 J., 18/7. von Herrn Stabsarzt Dr. KARPINSKI gesendet. 19/9. Extr. R. oben in Narcose, normal. 20/9. reizlos geheilt. 22/9. Nachblutung in Vorderkammer und gleichzeitig spontane Blutung in die Cj. bulbi sin! 23/9. ist das Colobom schon wieder frei geworden. 24/9. frische Blutung in die Vorderkammer und aus der Schnittwunde resp. dem Bindehautlappen. 25/9. ist das Blut aus der Vorderkammer geschwunden. 27/11. Discision. 8/12. $+ \frac{1}{3\frac{1}{2}}$ Sn XXX:15′, $+ \frac{1}{2\frac{1}{4}}$ Sn $1\frac{1}{2}$ in 6″. $S = \frac{1}{2}$.

93 u. 94) Fr. B., 71 J., aus Guhrau in Schlesien. 26/9. R. oben Operation in Narcose, durch Brechneigung gestört. Der Sphincter iridis bleibt drinnen, die Linse kommt schlüpfend. Reizlose Heilung. 1/10. L. oben, ohne Narcose, normal. Heilung reizlos. 22/10. $+ \frac{1}{3\frac{3}{4}}$ s. ⌒ $\frac{1}{20}$ c., Achse horizontal, bds. Sn XL in 15′. $S \frac{1}{3}$ u. $\frac{1}{3}$.

95) Fr. D., 73 J., aus der Provinz Brandenburg. Die Vorübungen ergeben ein gutes Resultat. Die Bulbi sind sehr tiefliegend. Durch Anliegen des Randes vom Oberlide an den Bulbus wird eine wirklich geschlossene Tasche gebildet, aus der man durch Druck auf die Mitte des Oberlides die Luft mit Glucksen austreiben kann. 1/10. R. oben, ohne Narcose, völlig normal. Nestförmiger Collapsus der ganzen Hornhaut, mit der Umbiegungsstelle am Scleralrand. Abends reizlos. Die Cornea aber noch kahnförmig eingesunken. Am folgenden Tage ist das Auge absolut reizlos, das Centrum der Hornhaut noch kahnförmig und die Umbiegungsstelle am Rand noch deutlich, ähnlich noch am dritten. Jetzt wird der GRAEFE'sche Verband vertauscht mit Wattebausch und Querbinde. Am folgenden Morgen ist die Hornhaut regelmässig gewölbt, die Vorderkammer spaltförmig gebildet. 22/4. $+ \frac{1}{5}$ s. ⌒ $\frac{1}{24}$ cyl., Axe horizont., Sn XL in 15′. $S = \frac{1}{3}$.

96) Fr. B., aus Köpnick, 68 J. Präparatorische Iridect. 3 Monate zuvor; nicht völlig reife Cataract. Extract. R. oben, ohne Narcose. Faltenförmiger Collapsus corneae; Corticalresiduen bleiben zurück. Nach 8 Tagen beginnt leichte Iritis mit einzelnen hinteren Synechien, aber nicht unbeträchtlichen Schmerzen; energisch Atropin; 26/9. beginnt die Resolution der Corticalfragmente deutlicher zu werden. 29/11., ohne Discision, $+ \frac{1}{3\frac{1}{2}}$ Sn L in 15′. $S = \frac{1}{3}$.

97) Fr. V., 66 J., Potsdam. 19/7. R. oben ohne Narcose. 6/11. $+ 3$ Sn XL in 15′, $S = \frac{1}{3}$.

XXVII. Cataracta diabetica. (Vgl. p. 86, N. 80 und 81.)

98) Herr L., 47 J. alt, am 14. Januar 1877 von Herrn Dr. EHRENHAUS gesendet, klagt über asthenopische Beschwerden. Die Untersuchung zeigt bei nahezu normaler Sehschärfe Rechts: M = $1^1/_2$ D, Links: M = 1 D. Trotzdem konnte nur mit Convexgläsern mühsam feinste Schrift gelesen werden:

rechts mit + 0,5 D Sn $1^1/_2$: 9″ mühsam
links mit + 0,75 D Sn $1^1/_2$: 9″ „ „

Somit war eine Accommodationsbeschränkung nachgewiesen*). Als Ursache derselben stellte sich Diabetes mellitus heraus sowohl durch die sofort vorgenommene Urinuntersuchung als auch durch die erhobene Anamnese. Die Augenspiegeluntersuchung ergab zur Zeit vollkommene Durchsichtigkeit der brechenden Medien und einen normalen Augengrund. — Gesichtsfeld war normal. — Aber so blieb es nicht bei längerer Beobachtung. Schon Anfang April war namentlich auf dem rechten Auge eine Verschlechterung der Sehkraft nachweisbar, welche nicht mehr durch Gläser sich ausgleichen liess. Das rechte Auge las am 1. April mit demselben Glas — 1,5 D nur Sn CC: 15 Fuss; mit schärferen Concavgläsern wurde allerdings etwas besser gesehen. Der Augenspiegel zeigte jetzt Cataracta incipiens. Gleichzeitig erhielt der Harn 3,2% Zucker, während er früher nur 2,7% enthalten hatte. — Patient machte eine Kur in Carlsbad durch, woselbst nach schriftlichem Ausweis der Procentgehalt des Zuckers von 4,352 auf 0 reducirt wurde. Allerdings wurde hier bei seiner Rückkehr von Herrn Dr. chem. FRIEDLÄNDER sofort ½ % Zucker nachgewiesen. Am 1. Juli 1877 las das linke Auge mit — 1,25 D Sn XXX : 15′, mit + 4 D Sn $2^1/_2$ in der Nähe; das rechte Auge mit — 6 D Sn XL : 15′ und ohne Glas Sn 2 in 6″.

Es ist also zu bemerken, dass die beginnende Cataractbildung die Brechkraft der Linse erhöht und die Myopie vermehrt hat.

Ferner möge kurz folgender Fall erwähnt werden.

99) Frau S., 67 Jahre alt, erkennt

rechts Sn CC : 15′, Sn 3 in 4″;
links Finger in 8′, Sn IV in 4″.

---

*) Vergl. die Tabelle der Presbyopie im Juliheft des Centralblatts für Augenheilkunde 1877.

Beiderseits besteht Cataracta cort. ant. et post., besonders sind zahlreiche dichte Streifen in der Aequatorialgegend sichtbar, die einen sogenannten Greisenbogen der Linse bilden, sowie beginnende Kernunterlaufung (perinucleolare Trübung). Arthritis deformans, besonders aller Fingergelenke mit beträchtlichen Schmerzen in Händen und Füssen; reichlicher Zuckergehalt im Urin.

Schliesslich sei ein Fall erwähnt, wo die Entwicklung der Catar. diabet. gleichzeitig mit der einer Retinitis diabet. (s. diabeticoalbumin.) direct beobachtet werden konnte.

100) Herr G., 48 Jahr alt, aus der Clientel des Herrn Dr. ABRAHAM, kam zuerst Nov. 1876, nachdem er seit 8 Jahren an Diabetes litt, wegen Sehstörung. E. Centrale Sehschärfe, Gesichtsfeld, Spiegelbefund normal. Sehr leichte Presbyopie, (1 D) fast dem Alter entsprechend. Patient, der offenbar an einer leichten Psychose (Hypochondrie) leidet, klagt stetig über die Augen und wird wiederholt im Jahre 1877 mit negativem Erfolg untersucht. Nov. 1877 auch Gf. normal. Sn XV in 15′, jedoch braucht er jetzt 2 D, um Sn $1^1/_2$ zu lesen. Jetzt entdeckt man rechts in der Peripherie zahlreiche gruppenweis längs der gröberen Venen angeordnete schwarze Punkte und einzelne ähnliche Blutflecke; links feine Corticalstreifen und zahlreiche sehr zarte Blutungen in der Netzhaut, rosafarben, punktförmig bis zu 0,1 Mm., die noch zunehmen und auch paracentral auftreten.

Der Urin enthält 4,3% Zucker und reichlich Eiweiss. 4/1. 1878 Bds. Sn XXX : 15′, + 2 D Sn 2 : 10″. Rechts ausser den Pigmentflecken zahlreiche frische Blutungen, links zahlreiche Blutungen und einzelne weissliche, zum Theil an Blutungen grenzende Fleckchen in der Netzhaut. Papilla optica noch klar, keine diffuse Netzhauttrübung. Offenbar muss man Diabetiker sehr lange beobachten; man wird dann in der Regel objective Veränderung im Augeninnern finden. Natürlich bei den malignen Diabetesformen sterben manche Patienten früher, als die Augenaffection deutlich wird.

XXVIII. Fremdkörper im Augengrunde.

101) Der Knabe M., 10 J. alt, kam am 31/5. 77 in die Klinik wegen Verletzung des rechten Auges. Acht Tage vorher war ihm, während er seinem Vater einen stählernen Stab zum Behauen hielt, ein Stück gegen das Auge geflogen. Man sah im äussern Quadranten der Hornhaut nahe am lateralen Rand eine Trübung, von der ein grauer Streifen in den dahintergelegenen Iristheil zog und bei focaler

Beleuchtung metallisch glänzte. Die Pupille war eng, die Linse, so weit sichtbar, klar, an der Perforationsstelle geringe Injection der Conjunctiva sclerae. Die Sehschärfe konnte wegen starken Thränens und Lichtscheu nicht gehörig bestimmt werden.

In Abwesenheit des Herrn Dr. Hirschberg wurde von Herrn Dr. Landsberg zur Extraction des Fremdkörpers eine kleine Iridectomie nach aussen angelegt, aber ein Fremdkörper selbst weder extrahirt noch später im vordern Theil des Augapfels entdeckt.

Am 6/6. sah man einen dicken grauen Cylinder, der den äussern Randtheil der Linse durchsetzte, und dahinter verdichtete Glaskörperopacitäten.

13/6. wurden Finger nur in 6" erkannt.

26/7. sah man ophth. unten im Augengrunde zwei weisslich-bläuliche Stellen.

9/9. CC : 12', Sn VII$^1/_2$: 6". Ophth. ganz nach unten eine coulissenartige weissliche Masse dicht vor dem Augengrund: eingekapselter Fremdkörper, daneben partielle Netzhautabhebung mit einem Loch.

18/11. Ausser der partiellen Netzhautabhebung bemerkte man jetzt einen scharfen Rand aus der Einkapselung des Fremdkörpers hervorragen und Bindegewebsverästelung auf der Papilla optica.

30/11. Stat. pr.: eine dreieckige Hornhautnarbe am lateralen Rande, an dem die Punction zur Iridectomie gemacht ist, und kleiner artificieller Irisdefect nach dieser Richtung hin; eigenthümliche pyramidale Synechia posterior zwischen Hinterfläche der Iris und der Linse, entsprechend dem innern Rand der Hornhautnarbe und sich fortsetzend in eine Linsentrübung, welche die Linse von vorn nach hinten durchsetzt; vereinzelte Glaskörperpflöckchen. Der untere Rand der Papilla optica ist von einer Bindegewebsschicht bekleidet, welche strahlige Ausläufer in die Netzhaut sendet; einer von diesen weissen Strahlen geht in eine Falte der Netzhautablösung über, die zuerst linienförmig, gegen die Peripherie hin sich mehr und mehr verbreitert. Unten sitzt in der Netzhaut ein Fremdkörper von keulenförmiger Gestalt; derselbe liegt ungefähr horizontal dicht vor der Netzhaut: sein spitziges, dabei dreikantiges, weiss-glänzendes Ende mit schwarzen Randstreifen steckt direct im Augengrunde, da wo die eben breiter werdende Falte der Netzhautablösung vorbeistreicht. Das laterale Ende ist von keulenartiger Gestalt, scharfrandig und hat eine fixe, nur geringe Entfernung von der Netzhaut. Ein Theil des keulenförmigen Endes und die ganze mittlere Partie des Fremdkörpers ist eingehüllt in eine mächtige weisse Kapsel von schlauchförmiger Gestalt, gefässlos, am untern Abhang mit einzelnen Pigmentpünktchen versehen; doch ist es nicht möglich, die periphere Grenze auch bei Mydriasis zu überschauen. Dicht oberhalb des Fremdkörpers liegen einzelne unregelmässige schwarze Flecke in der Netzhaut.

7/12. 1877 liest das Auge mit + 6 D Sn 2 in 8″. G. F. defect nach oben.

102) Traumatische Glaskörperinfiltration.

Ein ca. 40 jähriger Mann gelangte 10/1. 1877 zur Aufnahme, $^1/_2$ Stunde nachdem sein linkes Auge durch das Abfeuern eines Kindergewehrs mittelst eines Zündhutsplitters verletzt worden. Das Auge ist reizlos, eine kleine Perforation medianwärts vom Hornhautrande in der Sclera sichtbar, Pupille eng, T n, diffuse Glaskörpertrübung. — Schweigger 1,75 wird mühsam gelesen. — Atropin, Verband, Lagerung.

Am folgenden Tage ist die Hornhaut leicht gefaltet, obwohl sonst vollkommen klar, im innern untern Quadranten der Irisperipherie ein Blutstreif sichtbar, Pupille mittelweit, Linse klar, Glaskörper nach unten bläulich infiltrirt, T — 2.

13/1. Starke Chemosis, Pupille maximal erweitert, grauweisser Reflex vom Glaskörper, im untern Theil des Pupillargebiets ein dicker prominenter Exsudatpfropf, ähnlich wie bei frischer Chorioiditis suppurativa metastatica. Der Pfropf resorbirte sich, während die Pupille ohne Atrophin sehr weit blieb. Es kam zu der gewöhnlichen Bindegewebsbildung im Glaskörper mit concaver Oberfläche und beginnender Gefässenbildung.

3/2. nachdem die Chemosis völlig geschwunden, wurde der Bulbus enucleirt und uneröffnet an Herrn Prof. Becker nach Heidelberg gesendet.

103) Otto L., 11 J. alt, kam am 6/11. 1877 in die Klinik. Er hatte vor 9 Tagen ein mit Kupferhütchen versehenes Terzerol abgedrückt; wenige Minuten nachher bemerkte er Thränen des rechten Auges, wozu sich im Verlauf des Nachmittags Schmerzen gesellten, welche täglich wuchsen.

Bei der Aufnahme zeigte sich: Pericornealinjection, grosse Hornhautnarbe mit dachziegelförmig hervorstehender Wundlefze, Pupille eng und durch eitergelbe Masse verschlossen, Iris grünlich und stark verdickt, Bulbus auf Berührung sehr schmerzhaft: offenbar befindet sich ein Fremdkörper im Innern. Der Knabe wälzt sich vor Schmerzen auf dem Erdboden. 7/11. Enucl. bulbi. Heilung wie gewöhnlich. Der enucleirte Bulbus wurde von Dr. H. sofort durch Verticalschnitt eröffnet.

„Von der Hornhautwunde zieht ziemlich direct nach hinten ein System weisser Membranen durch den Glaskörperraum; offenbar ist dies der Weg, auf welchem der Fremdkörper den Bulbus von vorn nach hinten durchsetzt hat; denn in der Fortsetzung dieses weissen Zuges findet sich dicht neben der Papilla optica eine feste Adhäsion zwischen dem Glaskörper und der Netzhaut, während sonst der Glaskörper, namentlich hinten, durch eine mehrere Mm. dicke Schicht Flüssigkeit von der Netzhaut abgelöst ist; auch ist in der Umgebung dieser Adhäsion des Glaskörpers die Netzhaut getrübt und verdickt, während sie im übrigen leidlich transparent erscheint; ferner ist dicht neben dem Stil der Glaskörperadhäsion in demselben eine nicht unbeträchtliche Blutung sichtbar. Die kleine obere Hälfte des abgelösten Glaskörpers ist in eine grünliche gelatinöse von einem zierlichen System weisser Membranen durchsetzte Masse verwandelt; der grössere untere Theil des Glaskörpers stellt einen dicken, weissgelben Abscess dar von der Grösse eines Haselnusskernes. Mitten in diesem Abscess findet man bei leichter Sondirung einen Fremdkörper: es ist dies ein aufgeschlagenes Kupferhütchen von 10 Mm. grösster Länge, 5 Mm. Breite und 3 Mm. grösster Dicke. Hierselbst ist mit der untern Kuppe des rundlichen Abscesses nicht blos die Netzhaut, sondern auch der Uvealtractus, nämlich der vorderste Theil der Aderhaut sowie des Ciliarkörpers verwachsen und von der Sclera abgehoben. Der Strahlenkörper ist ebenso wie die Iris nicht unbeträchtlich verdickt, der hintere Theil der Aderhaut ist nicht wesentlich verdickt, abgesehen von einer kurzen Strecke, dort wo der Fremdkörper gegengeprallt ist. Ueberhaupt stellt der Fall ein gutes Beispiel mehr selbständiger traumatischer Abscedirung des Glaskörpers dar.“

XXIX. Strabismus concomitans et paralyticus.

Die von Dr. Hirschberg angegebene Gradtheilung zur genauen Messung des Schielwinkels in Fällen von binocularem Doppeltsehen (vergl. Beiträge I, p. 47—59, II, p. 63—65) hat das Interesse der zahlreichen Collegen erregt, welche die Klinik in den letzten Jahren besucht haben. Von anderer Seite sind analoge Messungen bisher nicht publicirt worden. Und doch dürften noch zahlreiche Beobachtungen nothwendig sein, ehe wir in der Lage sein werden, die Wirkung der üblichen Schieloperation exact, d. h. ziffermässig anzugeben. Aus diesem Grunde scheint es nicht unzweckmässig, das einschlägige Material durch einige neue Beobachtungen zu vermehren.

104) Herr C. C., $19\frac{1}{2}$ J. alt, aus Pommern, gelangte 6/7 1877 zur Aufnahme. Es besteht Hypermetropie

(R. mit + 2,5 D Sn XXX : 15'
L. mit + 3 D Sn XL : 15'
ophth. Hyperm. = 3 D, geringer Astigmatismus.)

und Convergenz, welche besonders bei der Accommodation stark hervortritt. Dieselbe beträgt für ein in der Medianebene und Horizontalebene, $2\frac{1}{3}$ Meter von der Basallinie entferntes Object 18 Winkelgrade und wird durch energische Tenotomia interna oculi dextri (7/7.) primär auf 5° Winkelgrade herabgemindert: ein Rest, welcher der ocularen Gymnastik zu überlassen ist.

Die genaueren Messungsresultate waren:*)

	6/7. vor der Operation.	7/7. unmittelbar nach der Operation.	8/7.	9/7.	Mit Convexbrille.		
					10/7.	13/7.	15/7.
+20°,0°	+15°		+10°,— 1°	+10°,0°	+13°,0°	+ 10°	+10°
+10°,0°			+ 5°, 0°	+ 9°		+7°	+ 5°
0°,0°	+18°, —2°	+ 5°	+ 5°—½°	+ 7°	+8°	+5°	+ 5°
—10°,0°			+ 3°, 0°	+ 3°		+4°	+ 5°
—20°,0°	+17½°,—2°		+ 3°, 0°	0°	0°	0°	0°
—25°,0°			— 2°, 0°	— 2,0°	0°	0°	
0°+XV°	+20°, —3°		+ 2°,— 0°				
0°—XV°	+25°, —5°		+14°, 0°				

Für die Nähe stehen die Augen ein. Ohne rothes Glas wird nicht doppelt gesehen. —

*) In der ersten Verticalcolonne charakterisirt 0,0° die Primärlage; + 20,0° bedeutet Rechtswendung des Augenpaars um 20° in der Horizontalebene; — 20,0° Linkswendung in der Horizontalebene; 0, + XV° Erhebung des Augenpares, um 15° in der Verticalebene von 0,0° ab; und 0°, — XV° Senkung in der Verticalebene um 15°. Hiernach ist klar, was + 15, — XV° bedeutet und man kann sich leicht ein graphisches Schema der Tangentialebene der Blickfeldkugel am Fixirpunkt der Primärlage entwerfen.

In den folgenden Verticalcolonnen bedeutet die erste Zahl mit + Convergenz, mit — Divergenz, die zweite Zahl mit + Höherstand des dem rechten Auge angehörigen Bildes. Die Prüfungen geschehen mit rothem Glase vor dem einen (gewöhnlich dem rechten) Auge auf 2,3 Meter Abstand von der graduirten Wandfläche.

105) Herr O., 18 J. alt, kommt 11/12. 1877 zur Aufnahme wegen Divergenz des rechten Auges, welche für 2,3 Meter Abstand des in der Primärlage fixirten Objectes $13^1/_2$ Winkelgrade beträgt.

Beiderseits Maculae corneae, On.

R. Sn. C : 15', Sn $1^1/_2$: 10"

L. Sn. CC : 15', Sn $3^1/_2$: 6"

Tenotomia externa oculi sinistri mit Sutur, die durch die mässige Blutung etwas gespannt ist. Die sofort vorgenommene Prüfung am Schema ergibt für 0°0° einen leichten Höhenunterschied von 1°, der für + 25°,0° auf 3° steigt.

Durch Herausnahme der Sutur wird dieser Höhenunterschied sofort beseitigt! Die Correction der Divergenz durch Tenotomia externa betrug sofort 12° und nach Herausnahme der Sutur 13°.

	11/12. Nach der Operation		12/12.	13/12.	16/12.
	mit Sutur	ohne Sutur			
+ 30°, 0₀	— 4°, + 3°	— 2°, + 1°	— 3°, 0		
+ 20° 0°			— 2°, 0	— 1°, 0	— 2°,0
+ 10° 0°				— 1°, 0	
0° 0°	+ 2°, + 1°	— $^1/_2$°, 0°	— $^1/_4$°, 0	0	0
— 5° 0°		0	0	0	0
— 10° 0°	0, + 1°	+ 1°, 0	+ 2°, 0	0	+ $^1/_2$°
— 20° 0°	+ 1°, + 1°	+ 3°. 0	+ 4°, 0		+ 3°

Spontan, d. h. ohne rothes Glas, wird Diplopie nicht angegeben.

106) Herr S., 48 J. alt, aus Brandenburg, kommt wegen plötzlich aufgetretener Diplopie.

— 20°,0° : + 18°, + 3°

0°,0° : + 16°, + 1°

+ 20°,0° : + 15°,0.

Es ist also linksseitige Abducenslähmung, die fast den Charakter des concomitirenden Schielens angenommen.

Ohne rothes Glas ergibt die Prüfung am Schema für:

0°0° : + 15°.

Durch Prisma 6° beiderseits (Basis aussen) wird die Diplopie nicht blos auf 9° vermindert*, sondern vollständig beseitigt.

*) Für Prismen mit kleinem Brechungswinkel γ ist die Ablenkung

$$\delta = (n - 1)\,\gamma = \frac{\gamma}{2}.$$

XXX. Blepharoplastik.

Erfolgreiche Transplantation eines vollkommen freien stiellosen Lappens von zwei Zoll Länge.

107) Der 18 jährige Emil S. aus dem Kreise Arnswalde wurde am 23/3. 1877 von Herrn Dr. Löper in die Klinik gesendet. Unmittelbar nach Neujahr war das rechte Auge „durch Milzbrand" von einer ausserordentlich hochgradigen Lidschwellung befallen worden und im Verlauf der Erkrankung vollkommen erblindet.

Patient ist kräftig und anscheinend gesund. Das linke Auge ist normal. — Das rechte zeigt vollständigen Defect des Unterlides mit Ausnahme des Ciliarrandes und narbiges Ectropium desselben; Chemosis des unteren Theils der Augapfelbindehaut, welcher beim Lidschluss ungedeckt bleibt; eine glatte Facettirung im medialen unteren Quadranten der Hornhaut; absolute Amaurose, die auch durch die nur indirect, bei Beleuchtung des gesunden Auges, erfolgende Contraction der Pupille sicher gestellt wird und eine sehnig weisse Papilla optica.

25/3. wird die Blepharoplastik vorgenommen durch Einpflanzung eines zungenförmigen Lappens mit breiter oberer Basis aus der Wangenhaut. Die Anheilung erfolgte prompt. In der Mitte der Wange blieb natürlich ein Defect. Derselbe stellt ein schräg liegendes Rhomboid dar, dessen längere Diagonale 2 Zoll misst, während die kürzere 1 Zoll beträgt. Der Defect sieht lebhaft roth aus, blutet leicht und zeigt den Beginn der Granulation. Aus dem linken Vorderarm des Patienten wird 4/4. ein entsprechendes Rhomboid von gut $2^1/_2$''' Länge und $1^1/_2$''' Breite an der Grenze zwischen Hand- und Rückenfläche ausgeschnitten, rasch und oberflächlich abpräparirt, während das letzte Drittel noch im Zusammenhang mit der Unterlage sich befindet, die untere Fläche des Lappens mit der Scheere vom anhaftenden Panniculus befreit, dann der Lappen vollständig gelöst und auch sein letztes Drittel vom Panniculus gesäubert. Der blasse dünne und ein wenig nach innen eingerollte Lappen wird sofort auf die Wundfläche des Wangendefects gelegt, welche er reichlich deckt, ein Gazestückchen wird darüber gebreitet, dasselbe nach allen Richtungen gut gespannt und der Rand der Gazestückchen auf der gesunden Haut der Nachbarschaft mit Collodium sorgsam befestigt, schliesslich darüber ein einfacher Charpieverband etwas locker mit einer Binde befestigt. Der Defect am Arm wird von jeder der beiden Ecken her mit je 2 Carlsbader Nadeln verkleinert.

6/4. wird vorsichtig der Charpieverband gelüftet: der Lappen liegt gut an, sieht etwas bläulich aus, und nur in einem ganz schmalen (1—2 Mm.) überhängenden Streifen hie und da braunblau. Nur dieser schmale Saum, welcher der mit Epithel bedeckten Umrandung des Defectes aufgelegen, demarkirte sich und ging verloren. Der eingepflanzte Lappen heilte gut an und zeigte 12/4. neue Vascularisation. (S. Fig. 8.)

Fig. 8.

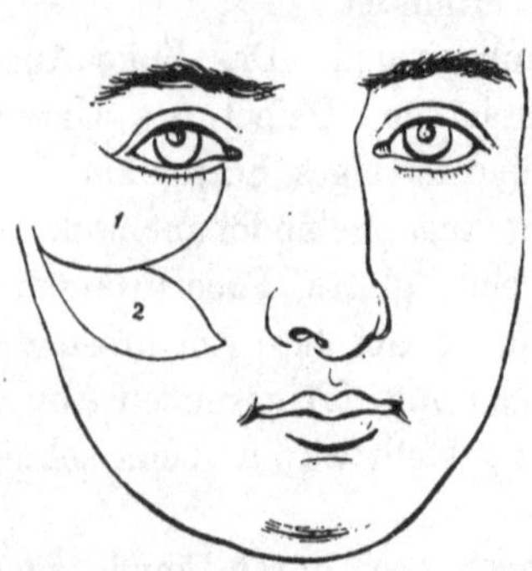

16/4. beginnt ohne Reizung das Hornblatt des Pfropflappens vom Rande her sich zu lösen, wie dies in allen bisherigen Fällen von Einpflanzung beobachtet worden. — Bei der Entlassung des Patienten 22/4. betragen die Durchmesser des vollkommen angeheilten Lappens $1^1/_8''$ und $^5/_8''$.

11/5. ist die Epidermis des eingepflanzten Hautstückes zur Hälfte von ihrer Unterlage abgelöst und wird ohne Schwierigkeit abgezogen. Die eingepflanzte Cutis hat ein blendend weisses Aussehen.

6/7. liegt der eingepflanzte Lappen ziemlich im Niveau der Nachbarschaft, während er vorher eine flache Prominenz gezeigt, und ist noch etwas blasser als die Umgebung; hauptsächlich aber nur durch die umgrenzende Narbe kenntlich. Die Härchen des Pfropflappens sind ihrer Heimath entsprechend deutlich länger als die lanugo der umgebenden Wangenhaut. — Tastempfindlichkeit ist im eingepflanzten Lappen wieder nachweisbar, jedoch (bei geschlossenen Augen) die Localisation der berührten Stelle nicht immer richtig, insofern öfters auf einen benachbarten Punkt jenseits der Grenze des Lappens hingewiessen wird.

12/7. Der Tastercirkel mit 2 stumpfen Spitzen von 1 Ctm Entfernung löst eine doppelte Empfindung (resp. die Perception von 2 berührten Punkten) aus auf der Wange von Dr. Hirschberg, Dr. Pufahl, Dr. Salomon jun. und auch auf der linken Wange unseres Patienten*). Auf der rechten Wange desselben beträgt die Minimaldistanz 1,5 Ctm.: doch ist hierbei kein wesentlicher Unterschied wahrnehmbar zwischen der normalen, der verschobenen und der eingepflanzten

*) Entsprechend der Angabe Webers = 5''' (1 Ctm. = 6 Linien).

Cutis. Die Localisation einfacher Berührung geschieht auch in der eingepflanzten Partie ziemlich richtig. Somit sind 8—9 Wochen nach der Ueberpflanzung des vollkommen stiellosen Pfropflappens die sensiblen Nervenleitungen wiederhergestellt.

XXXI. Abscessus orbitae.

108) Ida H., 27 J. alt, wird 21/10. 1877 von Herrn Dr. H. Meyer wegen zunehmendem Exophthalmus des rechten Auges zur Aufnahme gesendet.

Seit 4 Tagen ist der rechte Augapfel protrudirt, die Lider sind roth, prall über den Bulbus gespannt; Chemosis. Finger auf wenige Fuss. Ophth. brechende Medien klar, Augengrund scheint normal. Exophth. $\frac{1}{2}$''.

Die Incision oberhalb des Bulbus entleert einzelne Eiterflocken, mit Blut vermischt; sofort ist eine Abschwellung bemerkbar.

22/10. Nacht gut; Exophthalmus noch stark, Conjunctiva bulbi inferior eingeklemmt. Die eingeführte Sonde stösst auf einen Herd dicken Eiters, der sich nun reichlich entleert; S gut: die Uhr wird sofort erkannt.

23/10. collaterales Oedem beginnt an der Schläfe, das aber am 24/10. nicht weiter zugenommen hat.

25/10. Reichliche Eiterentleerung, auch bei Druck auf die Temporalgegend. Subjectives Wohlbefinden. Nach hydropathischen Umschlägen und reichlichen Eiterentleerungen ist das Auge 31/10. bedeutend abgeschwollen, die Beweglichkeit desselben relativ gut wiederhergestellt; Chemosis gering.

15/11. besteht noch an der Incisionsstelle eine Fistelöffnung bei leicht herabhängendem Oberlide. Das Auge liest

mit — $\frac{1}{2}$ D Sn XXX : 15'; Sn $1\frac{1}{2}$: 8''.

V. Statistik.

Von **M. Pufahl.**

A. Operationsstatistik.

Extraction kernhaltiger Staare		36	Summa 38 Extr. nach v. Graefe.
davon in Narcose	8		
davon ohne Narcose	28		
Extraction kernloser halbweicher diabet. Staare (ohne Narcose)		2	

Discision weicher und membranöser Staare		21
Evacuation der Linse wegen Cataracta glaucomatosa		1
Evacuation der Linse wegen Subluxation		1
Iridectomie		46
davon mit Schmalmesser	13	
davon mit Lanze	33	
von den ersteren wegen Glaucoma chronicum	6	
Von den 46 Iridectomieen wurden gemacht:		
wegen Leucom	5	
wegen Schichtstaar	3	
wegen chronischer Iritis	7	
wegen Glaucoma	21	
wegen Fremdkörpers	2	
praeparatorisch	8	
Iridotomie		4
Excisio prolapsus iridis		8
Punctio corneae		2
Keratomie nach Saemisch		2
Punctio sclerae wegen Netzhautablösung		4
Sclerotomia wegen Glaucom		1
Operation des Entropium		3
Operation des Symblepharon		1
Operation der Trichiasis (nach Arlt)		1
Canthoplastik		5
Operation des Epicanthus		2
Blepharoplastik		2
Excision einer Cystengeschwulst aus den Lidern		5
Excision eines Atheroms		1
Hautüberpflanzung von Arm auf Wange		1
Excisio granulomatis iridis		2
Neurotomie des n. supraorbitalis		2
Rücklagerung bei Strabismus convergens		44
Rücklagerung bei Strabismus divergens		1
Vorlagerung des Musc. internus		1
Vorlagerung des Musc. externus		1
Enucleatio bulbi		20
Exstirpatio bulbi et n. optici et Exenteratio orbitae		1
		Sa. 221

B) Statistik der im Jahr 1877 und der vom Jahr 1870—1877 beobachteten Krankheiten.

Vom 15. Sept. 1870 bis zum 31. Dez. 1877 wurden behandelt 21440 neue Patienten mit 22523 Augenkrankheiten*. Während des

*) Unbedeutende Complicationen werden nicht besonders gezählt, z. B. wenn neben excess. Myopie oder neben Cataract leichte Conjunctivitis vorhanden war.

Jahres 1877 kamen im Ganzen hinzu 3274 neue Patienten mit 4230 Augenkrankheiten. Die Krankheitsformen waren folgende:

I. Conjunctiva.	1877 Anzahl	1870 bis 1877 Anzahl	pro Mille
1. Conjunctivitis simplex	408	2177	98,02
2. „ „ trachomatosa	157	846	38,07
3. „ „ contagiosa seu epidemica	—	137	6,22
4. „ „ erysipelatosa	—	2	0,09
5. „ „ variolosa	—	12	0,55
6. „ „ blenorrh. neonat.	71	314	14,64
7. „ „ „ „ adultorum	1	11	0,50
8. „ „ gonorrhoica	3	26	1,18
9. „ „ diphtheritica	5	45	2,03
10. „ „ crouposa	4	18	0,82
11. „ „ phlyctaenulosa	239	1003	40,64
12. „ „ pustulosa	2	4	0,18
13. „ „ traumatica	34	196	8,87
14. Oedema conjunctivae	3	14	0,64
15. Hyposphagma	32	124	5,49
16. Tumores	3	4	0,18
17. Argyrosis	2	4	0,18
18. Corpus alienum in sacco conjunctivae	24	132	5,99
19. Corpus alienum in conj. sclerae	1	13	0,59
20. Pterygium	6	25	1,14
21. Pinguecula	4	13	0,59
22. Lymphangioitis	2	4	0,18
23. Gumma conjunctivae	1	3	0,14
24. Symblepharon	1	10	0,45
25. Vulnus conj.	—	10	0,45
26. Abscessus conj.	—	6	0,27
27. Granuloma	—	3	0,14
28. Neubildungen der Conj. und Plica semilunaris	—	5	0,23
Sa.	1003	5161	228,47

II. Cornea	1877 Anzahl	1870 bis 1877 Anzahl	pro Mille
1. Keratitis circumscripta central. et peripherica	112	773	35,34
2. „ fascicul.	34	164	7,48
3. „ recurrens	37	261	11,84
4. „ circumscr. multiplex	16	70	3,20
5. „ parenchymatosa diffusa	19	95	4,33
6. „ pustulosa	1	39	1,81
7. „ marginalis	84	216	9,83
8. „ postvariol.	—	11	0,50

um nicht die Zahl der Erkrankungen gegenüber der der Patienten ungebührlich zu erhöhen und um dem Grundsatz getreu zu bleiben: A potiori fit denominatio.

	1877 Anzahl	1870 bis 1877 Anzahl	pro Mille
9. Pannus trachomatosus	22	208	9,46
10. „ scrofulosus	17	86	3.87
11. Keratitis punctata	5	9	0,41
12. Ulcus simplex	51	259	11,81
13. „ perforans (Prolapsus iridis)	23	89	4,01
14. „ serpens	1	15	0.68
15. Abscessus (Hypopyon)	19	115	5.18
16. Maculae	160	574	26.38
17. Leucoma simplex	4	118	5.32
18. „ adhaerens	20	86	3,87
19. „ ectaticum	1	7	0,32
20. „ totale	7	32	1.49
21. Staphyloma corneae	11	28	1,21
22. Keratoconus	3	9	0,41
23. Keratoglobus	1	2	0,09
24. Xerosis corneae	1	3	0,14
25. Keratomalacia	8	32	1,49
26. Corpus alien. in cornea	211	1750	79,30
27. Vulnus corneae	2	50	2,30
28. Combustio corneae	5	16	0,73
29. Keratitis traumatica	84	564	25,88
30. Phthisis corneae	10	34	1,58
31. Microcornea	—	2	0.09
32. Sclerosis corneae	—	5	0.23
33. Keratocele vera	—	3	0,14
34. Tumor	—	4	0,18
Sa.	969	5729	260.90

III. Sclera.

1. Scleritis	2	25	1,14
2. Episcleritis	8	35	1.63
3. Staphyloma sclerae anter.	1	2	0,09
4. Laesiones	4	24	1,09
5. Gumma sclerae	2	6	0.27
6. Tumor	—	3	0,14
Sa.	17	95	4.36

IV. Iris et corpus ciliare.

1. Iritis simplex acuta	18	133	6.04
2. „ chronica	11	89	4.01
3. „ syphilitica	30	155	7,03
4. „ gummosa (nur die typ. Fälle; vgl. No. 3)	4	7	0.32
5. „ rheumatica	7	21	0.95
6. „ serosa	1	11	0.50

	1877 Anzahl	1870 bis 1877 Anzahl	pro Mille
7. Iritis variolosa	—	13	0.59
8. „ sympathica	1	19	0.86
9. Iridocyclitis	1	8	0,36
10. Iridochoroiditis	6	25	1.14
11. Synechiae posteriores (Reste von Iritis)	13	55	2.53
12. Occlusio pupillae	1	25	1,14
13. Mydriasis traumatica	8	17	0.77
14. „ medicament.	1	22	1,00
15. „ spontanea	4	22	1.00
16. Myosis	3	7	0,32
17. Coloboma congenitum	3	9	0,41
18. Aniridia	2	2	0,09
19. Membrana pupillaris perseverans	3	13	0,59
20. Pupilla artificialis	8	28	1,27
21. Laesiones	2	6	0,27
22. Corpus alienum in iride	1	3	0,14
23. „ „ a) in cam. anter.	—	4	0,18
„ „ b) in cam. post.	—	1	0,04
24. Iridodonesis	—	2	0,09
25. Dialysis et Ruptura	2	8	0.36
26. Haemorrhagia in camer. anter.	1	9	0,41
27. Granuloma iridis	1	2	0,09
28. Heterophthalmus	—	4	0,18
29. Staphyloma corp. ciliar.	—	4	0.18
30. Sarcoma melanod. corp. ciliar.	—	1	0,04
Sa.	132	725	32,90

V. Choroidea.

	1877 Anzahl	1870 bis 1877 Anzahl	pro Mille
1. Cyclitis	2	20	0.91
2. Choroiditis tuberculosa	1	1	0,04
3. „ suppurativa (Panophthalmitis)	1	6	0.27
4. „ serosa (Sublatio retinae)	23	113	5,09
5. „ disseminata et areolaris	24	149	6,85
6. „ (Chorio-Retinitis) specifica	11	28	1.27
7. „ diffusa	—	16	0,73
8. „ metastatica	—	4	0,18
9. Sclerotico-Choroiditis posterior	4	106	4,77
10. Atrophia pigmenti choroidis	6	8	0,36
11. Cysticercus subretinalis	4	16	0,73
12. Tumores	2	11	0,50
13. Coloboma congenitum	2	10	0,45
14. Albinismus	2	9	0,41
15. Staphyloma verum Scarpae	—	7	0.32
16. Ruptura choroidis	—	4	0,18

	1877 Anzahl	1870 bis 1877 Anzahl	pro Mille
17. Embolia arteriae ciliaris	—	2	0,09
18. Laesiones	—	1	0,045
Sa.	121	511	22,19

VI. Glaucoma.

1. Prodromi	2	22	1,00
2. Glaucoma acutum	3	27	1,23
3. „ subacutum	—	3	0,14
4. „ chronicum simplex	17	74	3,38
5. „ „ „ inflammat.	—	1	0,04
6. „ absolutum	10	49	2,21
7. „ myopicum	2	5	0,23
8. „ consecutivum	4	21	0,95
Sa.	28	202	9,18

VII. Nervus opticus und Retina.

1. Hyperhaemia retinae	8	19	0,86
2. Neuritis nervi optici	7	23	1,05
3. Neuroretinitis	6	20	0,91
4. Retinitis Brightii	1	25	1,14
5. Retino-Choroiditis centralis	20	75	3,43
6. Retinitis pigmentosa	7	31	1,44
7. „ diffusa	7	67	3,02
8. „ sympathica	—	1	0,04
9. „ circumscript. proliferans	1	1	0,04
10. Hyperaesthesia (Asthenopia) retinae	2	11	0,50
11. Atrophia nervi optici	40	214	9,74
12. Daltonismus (nur typ. Fälle, die adhoc kamen)	3	9	0,41
13. Tumores	3	9	0,41
14. Embolia arteriae centralis	2	8	0,36
15. Fibrae medullares (nur hochgradige Fälle)	2	14	0.64
16. Retinitis traumatica	2	11	0,50
17. „ haemorrhagica	8	28	1,27
Sa.	119	566	25,76

VIII. Amblyopia.

1. Amblyopia periodica	6	13	0,59
2. „ potatorum	13	96	4,37
3. „ ex abusu Nicotian.	9	16	0,73
4. „ diabetica	2	2	0,09
5. „ hyperopica	19	29	3.02
6. „ ex anopsia	5	25	1.14
7. „ e scotom. central.	19	49	2,21
8. „ saturnina	1	3	0,14

	1877 Anzahl	1870 bis 1877 Anzahl	pro Mille
9. Amblyopia hereditar.	3	9	0,41
10. „ hysterica	3	5	0,23
11. „ e typho	1	1	0,045
12. „ morbillis	4	7	0,32
13. „ cerebralis	—	4	0,18
14. „ congenita	—	5	0,23
15. „ e causa ignota	—	31	1,44
16. „ hemeralop.	—	9	0,41
17. „ traumat.	—	1	0,045
18. „ hypochondr.	—	2	0,09
19. Hemianopsia	2	5	0,23
Sa.	85	312	15,91

IX. Amaurosis.

1. Amaurosis e sublatione retinae	1	14	0,64
2. „ e tumore	1	3	0,14
3. „ e phthisi bulbi	32	60	2,70
4. „ ex haematemesi	1	1	0,045
5. „ e blennorrh. neonat.	2	7	0,32
6. „ congenita	1	8	0,36
7. „ ex alia causa	5	20	0.91
Sa.	43	113	5.11

X. Lens.

1. Cataracta matura nucleocort.	36	267	12,12
2. „ „ mit Kapseltrübung	2	9	0,41
3. „ incipiens et progressa	105	442	19,89
4. „ mollis	1	14	0,64
5. „ zonularis	6	30	1,40
6. „ aequatorialis	2	8	0,36
7. „ polar. poster.	9	25	1,14
8. „ capsul. anter. centr. (pyramid.)	12	51	2,34
9. „ traumatica	16	101	4,54
10. „ secundaria	1	30	1,40
11. „ accreta	2	6	0,27
12. „ caerulea punctat. congenita	1	1	0,045
13. „ congenita	—	12	0,55
14. „ hereditar.	—	2	0,09
15. „ nigricans	4	4	0,18
16. „ complicata (incl. glaucomat.)	12	61	2,74
17. „ diabetica	3	3	0,14
18. Pigment auf der Kapsel	4	7	0,32
19. Luxatio lentis traumatica	3	13	0,59
20. Subluxatio lentis traumatica	1	4	0,18
21. Coloboma lentis congenitum	1	1	0,045

	1877 Anzahl	1870 bis 1877 Anzahl	pro Mille
22. Aphakia ex operatione	9	46	2.07
23. „ „ traumatc	2	11	0,50
24. Luxatio lentis spontanea	—	7	0,32
25. Corpus alien. in lente	—	2	0,09
26. Lens cordiformis	—	1	0,045
Sa.	232	1158	52,40

XI. Corpus vitreum.

1. Myiodesopsie	24	121	5,45
2. Opacitates	27	83	3,74
3. Haemorrhagia	1	6	0,27
4. Cysticercus corp. vitr.	1	12	0,55
5. Arteria hyaloidea persistens	1	3	0,14
6. Synchysis scintillans	1	10	0,45
7. Suppuratio	—	4	0,18
8. Neoplasma	—	2	0,09
9. Corpus alien. in vitr.	—	4	0,18
Sa.	55	245	11,05

XII. Bulbus.

1. Contusiones	5	32	1,49
2. Vulnera	2	18	0,82
3. Corpus alien. in bulbo	3	3	0,14
4. Hydrophthalmus	2	3	0,14
5. Atrophia e blennorrh. neonat.	8	25	1,14
6. „ „ traumat.	10	92	4,19
7. „ ex alia causa	10	81	3,64
8. Microphthalmus (1 doppelseitiger, im Uebergang zum Anophthalmus.)	2	11	0,50
9. Buphthalmus	2	32	1,49
10. Anophthalmus ex enucleatione	6	13	0,59
11. Anophtalmus congenitus (monolat.)	—	1	0,045
Sa.	52	311	14,18

XIII. Refraction.

1. Myopia	263	1154	51,98
2. Hyperopia	200	1400	63,00
3. Astigmatismus regular. (myop. et hyperop.)	38	210	9,55
4. „ irregularis	30	42	1,89
5. Anisometropia	11	52	2,39
Sa.	542	2858	128,81

XIV. Accommodation.

1. Presbyopia cum E.	26	168	7,66
2. „ „ H.	130	653	29,44

	1877 Anzahl	1870 bis 1877 Anzahl	pro Mille
3. Presbyopia cum M.	14	136	6,17
4. „ „ Anisometropie	2	2	0,09
5. Asthenopia accommodat.	24	97	4,42
6. Paralysis et Parhesis accomodat.	19	57	2,62
7. Spasmus accomodat.	—	2	0,09
Sa.	215	1115	50,49

XV. Nervi et Musculi.

1. Paralysis aller Zweige des Oculomotorius	3	38	1,76
2. „ des Levator allein	8	30	1,40
3. „ „ n. trochlearis	3	33	1,54
4. „ „ n. abducens	11	76	3,47
5. „ „ n. facialis	1	7	0,32
6. Spasmus des n. facialis	1	1	0,045
7. Strabismus convergens	102	503	23,14
8. „ divergens cum M.	23	143	6,54
9. „ „ „ Amaurosi	2	22	1,00
10. „ „ ex operatione	—	15	0,68
11. „ sursum vergens	—	8	0,36
12. „ deorsum vergens	—	2	0,09
13. Insufficientia m. recti interni	26	111	5,04
14. Nystagmus	13	62	2,79
15. Blepharospasmus	6	31	1,54
16. Myositis rheumatica	1	1	0,045
17. Lagophthalmus	—	3	0,14
Sa.	200	1086	49,89

XVI. Nervus quintus.

1. Neuralgia supraorb., infraorb. et ciliar.	7	35	1,63
2. Anaesthesia neuroparalytica	1	3	0,14
3. Herpes zoster frontalis	1	4	0.18
Sa.	9	42	1,95

XVII. Organa lacrymalia.

1. Dacryocystoblennorrhoea	15	164	7,48
2. Stenosis canal. lacrym. (Epiphora)	50	258	11,76
3. Dacryocystitis	12	88	3,96
4. Ectasia sacci	6	21	0,95
5. Atresia canal. aut punct. lacrym.	1	1	0,045
6. Anteversio puncti lacrym.	2	6	0,27
7. Fistula sacci vera	1	22	1,00
8. Hypertrophia gland. lacrym.	—	1	0,045
9. Dacryadenitis suppurat.	—	1	0.045
Sa.	87	562	25,54

XVIII. Orbita.	1877 Anzahl	1870 bis 1877 Anzahl	pro Mille
1. Periostitis marginal.	2	12	0,55
2. Caries marginal.	2	8	0,36
3. Tumor	1	5	0,23
4. Exophthalmus	1	9	0,41
5. Necrosis	—	1	0,045
6. Infractio margin.	—	1	0,045
7 Hyperostosis margin.	—	1	0,045
8. Osteoma	—	1	0,045
9. Morbus Basedowii	—	3	0,14
10. Laesiones	—	1	0,045
Sa.	6	42	1,89

XIX. Palpebrae.	1877 Anzahl	1870 bis 1877 Anzahl	pro Mille
1. Erysipelas	—	3	0,14
2. Eczema	9	44	1,98
3. Abscessus	9	66	2,97
4. Blepharadenitis simplex et ulcerosa	129	560	25,70
5. Hordeolum	51	269	12,21
6. Chalazion	29	220	10,00
7. Atheroma	1	4	0,18
8. Ectropium	11	49	2,21
9. Entropium	4	52	2,39
10. Trichiasis et Distichiasis	13	76	3,47
11. Madarosis	2	14	0,64
12. Tumor	14	69	3,11
13. Laesiones	9	104	4,68
14. Oedema	7	19	0,86
15. Emphysema	1	3	0,14
16. Epicanthus	2	14	0,64
17. Infarct. calc. gland. Meibom.	5	52	2,39
18. Blepharophimosis	4	41	1,84
19. Xanthelasma	1	1	0,045
20. Teleangiectasia	1	4	0,18
21. Pustula maligna	—	3	0,14
22. Pediculi pubis ad cilia	—	1	0,045
Sa.	302	1668	75,95

XX. Simulationes. Sa.	3	22	1.00

Druck von Giesecke & Devrient in Leipzig

MIX
Papier | Fördert gute Waldnutzung
FSC® C083411

Zeitfracht Medien GmbH
Ferdinand-Jühlke-Straße 7
99095 Erfurt, Deutschland
produktsicherheit@kolibri360.de